糖尿病でも おいしく食べる

専門医による美食の提案

カーボカウントで私に適した食事法を探す

杉本正毅
糖尿病心理研究所代表

中外医学社

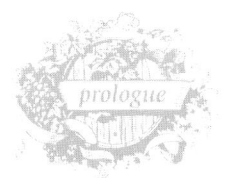 ———————— 最初のご挨拶

　私の考えるカーボカウントとは「血糖管理のための栄養療法」です．
　医学的な観点ばかり押し付ける栄養療法はうんざり．でも，かといって何を食べても構わないといった自由放任主義も不安になります．またいくら血糖値を上昇させないことが大切とはいえ，あまりに偏った栄養療法では一生続けていく気にはなれません．
　糖尿病をもった人々にとって大切なことは誰からも制約を受けることなく，不安に駆られることもなく，食事を満喫することではないでしょうか？
　カーボカウント，それは糖尿病をもったすべての人が「**可能な限り血糖値を上げずに，幸福な食生活を手に入れるための食事管理法**」です．
　これまでの栄養療法は「科学的な見地から，健康のためにもっとも適した食事を提供すること」を重視してきました．
　すなわち，人間栄養という立場から「健康な食事」を定義したものでした．
　これに対して，私の考えるカーボカウントとは
「**一人ひとりの患者さんの病態や好みに最適な食事を定義すること**」をめざしています．つまり，インスリン分泌が少ない人と過剰に分泌されているのにうまく利用できない人を区別します．そして，皆さん一人ひとりが血糖値を上げずに幸福な食生活を手に入れるお手伝いをしたいと願っています．

　　2009年7月吉日

　　　　　　　　　　　　　　　　　　　　　　　　　　杉本正毅

目　次
Contents

　　はじめに ……………………………………………………………… 1
　　伝えたい 10 のメッセージ ………………………………………… 4

第 1 章　〜食前酒〜
カーボカウントを学ぶ前に読んでほしいこと　　7
　　カーボカウントと私の関係 ………………………………………… 7
　　自分に合った栄養療法をみつけてほしい ………………………… 10

第 2 章　〜アミューズ〜
エネルギー神話を脱構築する　　16

1　糖尿病にまつわる 3 つの誤解 ………………………………………… 16
　　Ａ　高カロリーが高血糖を招く？ ………………………………… 16
　　Ｂ　糖尿病患者は甘いものを食べてはいけない？ ……………… 19
　　　　■ 対決　砂糖とデンプン（おはぎ vs 白粥） ………………… 19
　　Ｃ　糖尿病は生活習慣が悪い人がなる病気？ …………………… 21

2　エネルギー神話の虚構 ………………………………………………… 23
　　Ａ　「高カロリーが高血糖を招く」の嘘 ………………………… 23
　　　　■ 対決　おにぎり vs ケンタッキーフライドチキン ……… 23
　　　　■ 対決　トースト vs 朝マック（ソーセージエッグマフィン）…… 24
　　Ｂ　「カーボ・モード」と「エネルギー・モード」 …………… 26

3　エネルギー神話の実態と弊害 ………………………………………… 27

目 次

第3章 ～前菜～
絶対栄養バランス主義を脱構築する　29

1　絶対栄養バランス主義の実態とその弊害 …………………………… 29
2　痩せた糖尿病予備軍 …………………………………………………… 33
3　痩せた2型糖尿病患者に対するバランス食の定義 ………………… 35
4　食品交換表の功罪 ……………………………………………………… 38

第4章 ～スープ～
カーボカウントとは何か？　39

1　炭水化物だけをカウントする方法です ……………………………… 39
2　炭水化物だけをカウントするだけで大丈夫ですか？ ……………… 40
3　エネルギー計算をしない理由 ………………………………………… 42
　　■実験　我が国に根深く存在する「エネルギー神話」に対する挑戦 … 43
4　カーボカウントと糖質制限食は同じではありません ……………… 45
5　我が国にはカーボカウントが有効な
　　　インスリン分泌低下型糖尿病が多い ……………………………… 46

第5章 ～主菜1　魚料理～
血糖値が決まるしくみ　48

1　食物が身体の中で血糖に変わるまでのしくみ ……………………… 48
　　A　胃腸で消化されるのに要する時間 ……………………………… 48
　　B　ブドウ糖へ変化する割合 ………………………………………… 49
　　C　食形態 ……………………………………………………………… 49
2　「炭水化物摂取量」,「インスリン分泌能」,
　　「インスリン抵抗性」からみた血糖調節のメカニズム …………… 49

ii

3 各栄養素の血糖値への影響
（エネルギーで血糖値が決まるわけではありません） ················ 54
Ⓐ 炭水化物 ··· 54
❶ 炭水化物の分類 ·· 54
❷ それぞれの炭水化物の血糖値への影響の差異 ················· 55
▪▪ 実験1　フルーツ＋牛乳 vs トースト1枚半＋珈琲
（どちらも炭水化物45g） ·· 56
Ⓑ 蛋白質 ··· 57
❶ 蛋白質の血糖値への影響 ·· 57
❷ 炭水化物を含まない高蛋白食に対する血糖応答 ··········· 57
▪▪ 実験2　1型および2型糖尿病患者に対する
蛋白質負荷試験（豚しゃぶ試験） ···································· 57
❸ 蛋白質のもう1つの生理作用 ··· 60
▪▪ 実験3　朝マック（ソーセージエッグマフィン＆ハッシュドポテト）
vs トースト1.5枚 ··· 60
❹ 糖尿病患者における高蛋白食の利点と問題点 ··················· 64
Ⓒ 脂質 ·· 65
❶ 脂質の血糖値への影響 ··· 65
❷ 揚げ物は食後血糖値を長時間"高止まりさせる"ので注意が必要 ····· 65

4 混合食におけるエネルギー，蛋白質，脂質の
血糖値への影響を検証する ·· 66
▪▪ 実験4　基準食，蛋白質追加食，脂質追加食での血糖応答比較 ····· 67

5 食物の血糖値への影響のまとめ ·· 71

第*6*章　お口直し　　　　　　　　　　　　　73

1. 糖尿病栄養療法とお国柄 ·· 73
2. 糖尿病栄養療法と医師-患者関係 ·· 75
3. フレンチ・フルコースは血糖値を上昇させない?! ·· 75

第7章 〜主菜2 肉料理〜
血糖管理のための栄養療法を始める　78

1 日本人の病態を考慮したカーボカウント　78
A カーボカウントの効果を左右する因子　78
1. 肥満とインスリン抵抗性　78
2. インスリン分泌能とカーボカウント　80
3. 病態別にみたカーボカウントの臨床的意義　81
B 日本人の病態を考慮したカーボカウント（試案）　83

2 手始めに「豚しゃぶ試験」と「食パン試験」をやってみましょう！　87
3 1カーボ＝15g，まず「1カーボの目安量」を覚えましょう！　89
4 炭水化物の計算方法　91
A 大雑把に見積もる　91
B 食品栄養成分表示を見る　92
C 食品成分表で調べる　93

5 エネルギーのことは忘れましょう！　95
6 でんぷんの管理が一番大切です　96
7 カーボカウントによる食後血糖管理法　97
A 食後血糖管理のための指針　97
B 自分の食後血糖目標値を決める　98
C 自分に適した炭水化物摂取量は「食後1時間値」を参考に決める　99
D 食事記録と食前・食後血糖記録を見ながら考えましょう！　100

8 自分のデータベースをつくる　101
A グリセミック指数とカーボカウント　101
B 2カーボ，3カーボ，4カーボの食パン試験（米飯試験）　102
C 自分のインスリン分泌能を表す三角形をイメージする　103
D 代表的な炭水化物料理についての血糖応答を調べる　104

9 いよいよカーボカウントを始めましょう！　107
10 カーボカウント・スキルアップのコツ　108

|A| 血糖値を予測して測る ……………………………………… 108
|B| 代表的な料理の血糖応答パターンを知る ……………………… 108

11 演習で学ぶカーボカウント ……………………………………… 109
|A| 豚しゃぶ試験でお腹いっぱい食べても
　　血糖値が上がらない体験をする ………………………………… 109
|B| ビーフステーキでは血糖値が上がらないことを体験する ………… 110
|C| 炭水化物の調理形態が消化吸収に与える影響を体験する ……… 111
|D| 蛋白質摂取がインスリン分泌に与える影響を体験する …………… 111
|E| 脂質の消化吸収に与える影響を体験する ……………………… 112
|F| 食事時間が血糖値に与える影響を体験する …………………… 114
|G| 飲酒の血糖値への影響を体験する ……………………………… 115
|H| 酢の血糖値への影響を体験する ………………………………… 115

12 カーボカウント学習の 5 つのステップ ………………………… 116

13 腎障害とカーボカウント（重要なメッセージ）………………… 119
|A| 腎機能障害とカーボカウント …………………………………… 120
|B| 腎機能の評価方法 ……………………………………………… 121
|C| 腎障害を合併した糖尿病 ………………………………………… 122
　　❶ 糖尿病性腎症 …………………………………………………… 122
　　❷ 慢性腎臓病（Chronic Kidney Disease，CKD）………………… 124
|D| あなたの腎臓の状態を正確に把握しましょう！ ………………… 126
|E| カーボカウントを安全に行うための自己チェック表 …………… 128
|F| 「腎障害とカーボカウント」の総括 ……………………………… 130

第 *8* 章 〜デザート1〜
カーボカウントを教える　　　　　　*132*

1 栄養指導のスタイル ………………………………………………… 132
　　❶ 箱形 ……………………………………………………………… 132
　　❷ 検定型 …………………………………………………………… 133

目 次

　　❸ 問題解決指向型 ……………………………………………… 133
　　❹ カーボカウントという新しい指導法 …………………… 133
2 糖尿病治療における栄養療法の位置づけ
　　（カーボカウント vs 食品交換表）……………………………… 134
3 カーボカウントにおける栄養バランスの位置づけ ……… 135
　A インスリン分泌能（炭水化物処理能）を中心とした
　　新しい栄養バランスの考え方（医療従事者の方へのメッセージ）… 135
　B 我が国にカーボカウントを導入するための課題
　　（患者さんへのメッセージ）……………………………………… 139
　C 血糖管理と栄養バランスの最適な妥協点についての考察 …… 140
　D 治療優先順位に基づく栄養バランスの定義 …………… 144
4 カーボカウント指導の実際 …………………………………… 145
　A 食パン試験（米飯試験）……………………………………… 145
　B 食パン試験の結果から 3 つのタイプに分類します ……… 145
　　❶ インスリン分泌低下型 …………………………………… 145
　　❷ インスリン抵抗性型 ……………………………………… 146
　　❸ インスリン分泌不全型 …………………………………… 146
　C 炭水化物指示量と食後血糖目標値を決める ……………… 147
　　❶ 食後血糖目標値を決める ………………………………… 147
　　❷ 炭水化物比率を決める …………………………………… 148
　　❸ 炭水化物量の指示 ………………………………………… 148
　　❹ 米国糖尿病協会の炭水化物管理についての見解 …… 150
　D フォローアップ指導のポイント …………………………… 152
　E 薬物療法，インスリン療法の適応について検討する …… 153
5 2 つの栄養療法を使いこなす（それぞれの長所を知る）…… 154
　　❶ 食品交換表の得意分野 …………………………………… 154
　　❷ カーボカウントの得意分野 ……………………………… 154
6 カーボカウントと食品交換表を比較してみる …………… 154
7 さまざまな病態別における栄養療法の選択 ……………… 155

8 生物心理社会モデルに基づいた柔軟な栄養指導が求められている
（誰もがバランスのよい食事を続けられるわけではありません） ················ 156

第*9*章 〜デザート2〜
カーボカウントを薬物療法に活用する　*161*
（薬物療法の主役となる）

1 経口薬（α-GI, グリニド系薬剤, SU剤）などの
効果判定に活用する ··· 162
 A 主な薬の説明 ·· 162
  ❶ スルフォニル尿素薬（SU剤） ·· 163
  ❷ α-グルコシダーゼ阻害薬（α-GI） ·· 163
  ❸ グリニド系薬剤 ·· 163
 B カーボカウントで自分に処方された薬の薬効を確認する ················ 164
2 インスリン療法に活用する ·· 167
 A 強化インスリン療法にカーボカウントを活用する ······················· 167
 B 経口剤を併用したインスリン療法にカーボカウントを活用する ····· 172

第*10*章 〜食後酒〜
カーボカウント導入が療養指導にもたらす変化　*182*

 A 自己血糖測定に基づく栄養指導が教えてくれたもの ····················· 182
 B 栄養指導の現場に与える影響 ·· 183
  ❶ 自己血糖測定は必須となる ··· 183
  ❷ 栄養指導の現場から治療担当者への
   フィードバックが行われるようになる ···································· 183

第11章 〜珈琲〜
これからの栄養療法に望まれること　　*184*

1 カーボカウントに対する誤解を解く ……………………………………… 184
2 日本型カーボカウントの確立をめざす …………………………………… 186
3 栄養療法におけるサイエンスとアートの融合をめざす ………………… 187

● 付録1　カーボカウント早見表 ……………………………〈一政晶子〉190
　　1 1カーボあたりの食品リスト ……………………………………… 190
　　2 外食カーボリスト ………………………………………………… 196
● 付録2　ライフスタイルに合わせた
　　　　カーボカウント献立・レシピ集 ………………………〈一政晶子〉200
　　献立案❶（調理目安時間5分）：
　　　　レトルト・冷凍食品の使用や外食が多い人のエコノミー献立例 ……… 200
　　献立案❷（調理目安時間30分）：
　　　　共働きなど調理に時間が掛けられない人のエコノミー献立例 ………… 202
　　献立案❸（調理目安時間1時間）：
　　　　専業主婦・主夫向けエコノミー献立例 …………………………………… 208

あとがき ……………………………………………………………………………… 213
索引 …………………………………………………………………………………… 217

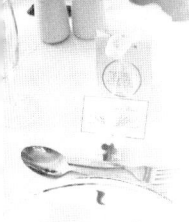

はじめに
INTRODUCTION

■本書を読んで欲しい人達

　この本は，糖尿病の栄養療法がとても負担であると感じている患者さんやご自分が指導されている栄養指導に疑問を感じている患者さん，そしてそうした患者さんの気持ちを知りながらも，良い解決方法が見つからずに困っている医療従事者の皆さんに読んでいただきたいと思います．筆者は2008年に医薬ジャーナル社から「医師，栄養士，患者のためのカーボカウンティング実践ガイド」という本を出版したのですが，できあがってみるととても専門家向けの難しい本になってしまいました．そこで，今回の本では，とことん患者目線にこだわった，わかりやすい栄養療法の本を書いてみたいと考えました．そして，**我が国では1型糖尿病患者さんにしか紹介されていないカーボカウントという栄養療法を，すべての糖尿病患者さんや境界型の患者さんにまで拡げたいと目論んでいます．**

■この本のめざすもの

　本書はカーボカウントの実際を紹介する本ですが，本書の目的はそれだけにとどまりません．日本におけるカーボカウントの立場に象徴される我が国の栄養療法の問題点を指摘し，新しい栄養療法のかたちを提言したいと思っています．糖尿病栄養療法は今，過渡期にあるのではないかと，筆者は感じています．
　1990年以降，従来のエネルギー制限や栄養バランスを基本とする栄養療法に替わって，カーボカウント法という血糖管理に注目した栄養療法が欧米を中心に広がりをみせていて，そうした情報は我が国の多くの患者さんの目にも届

はじめに

いています．にもかかわらず，医療現場がこうした患者さんからの要求を頑なに拒んでいるようにみえます．我が国の栄養療法はおおむねどの医療機関でも，食品交換表に基づいた均質な指導が行われています．

　食品交換表は難解な糖尿病栄養療法を誰にでも実践してもらうことを目的に，1965年に出版されました．そして，それは栄養療法の裾野を広げるという意味において，大きな役割をはたしてきました．しかし，今この食品交換表に基づく指導体系の問題点もたくさん指摘されるようになってきました．それは一言で言えば**「エネルギー（カロリー）本位制」**の矛盾点が噴出してきている状況である，と筆者は考えています．国際通貨制度が「金本位制」から「ドル本位制」に移行し，その後「変動相場制」へ移行していったように，糖尿病の栄養療法も「エネルギー本位制」からの脱却が求められています．

　しかし，我が国において，こうした「エネルギー本位制」の矛盾点に気づいている医療者はあまり多くありません．多くの医療者が「エネルギー制限」と「栄養バランス」を基軸とする栄養療法を頑なに信奉しているようにみえます．食品交換表に基づく栄養療法ではすべての糖尿病患者に共通の栄養バランスを求めていて，筆者はこうした考え方を**「絶対栄養バランス主義」**と呼んでいます．このため，本書ではまず「エネルギー本位制」と「絶対栄養バランス主義」の問題点を指摘することにかなりのページ数を割いています．なぜなら，こうした現実に気づくことが新しい栄養療法の萌芽を潰さずに，我が国が新しい栄養療法の時代に踏み出していくためにどうしても必要なステップだからです．筆者がこの本全体を通じて，読者の皆さんに伝えたい新しい栄養療法のかたちは「エネルギー本位制」や「絶対栄養バランス主義」に決別し，「炭水化物本位制」へ移行することではありません．それは炭水化物管理を基本に置きながらも，患者の病態，患者の希望を取り入れた柔軟な栄養療法への移行です．それは一般的には**「個別化栄養療法」**と呼ばれています（Diabetes Care. 2002; 25: 148-98）が，わかりやすい表現をするなら**「病態本位制」**と呼ぶこともできますし，患者のライフスタイルや希望を重視するという意味では**「患者本位制」**と呼んでもよいかも知れません．

■カーボカウントを学ぶ前に知っておいてほしいこと

　本書は主たる対象を患者さん，一般読者に置いているため，なるべく平易な表現を心がけ，科学的な根拠よりも具体的な事例を中心に話を展開しています．筆者がそのような表現方法を選択したのには理由があります．

　筆者はこの数年間，外来診療において多くの糖尿病患者さん達に試行錯誤を繰り返しながら，カーボカウント指導を行ってきました．しかし，カーボカウントの考え方を患者さんに理解してもらうことは決して容易ではありませんでした．我が国の患者さん達はいき過ぎたエネルギー制限教育の影響からか，「低カロリーのそばが高カロリーの肉料理よりも高血糖になる」と伝えても，感覚的に理解できないという方が多いのです．こうした経験から私が学んだ教訓は，「**カーボカウントは自己血糖測定を通して学んでいった方がよい**」ということです．このため，実践編では，もっぱら **"論より証拠"** といったスタイルで，外来患者さんの自己血糖測定結果を紹介しています．

　本書は最初から順を追って読んでいただく必要はありません．フレンチのフルコースメニューになぞらえて並べられた目次を見て，どうぞお好きなところからお読みください．

　我が国では，多くの糖尿病患者さんが**「カロリー神話」というモンスター**に長年苦しめられてきました．本書がこうした「カロリー神話」の実態を明らかにし，ひとりでも多くの患者さんが，このモンスターと決別し，自分らしい，新しい食生活の第一歩を踏み出すことに貢献できたら望外の喜びです．すべての糖尿病患者さんの権利や自律性が尊重される医療の実現と皆さんの幸福な人生の実現を祈りつつ，この本をすべての糖尿病患者さんとそのご家族に捧げたいと思います．

伝えたい10のメッセージ

1
高エネルギーが高血糖を招くのではありません．**エネルギー（カロリーのことです）と血糖値とは関係がない**ことを知ってください．

食後血糖値を上げるのは炭水化物です．この炭水化物をあなたのインスリン分泌能に合わせて管理する栄養療法をカーボカウントといいます．血糖管理には栄養学の知識だけでなく，生化学，生理学，心理学を統合した技術が求められます．

2
肉，魚，大豆製品など蛋白質は血糖値にはほとんど影響しないことを知ってください．「本当かな？」って思っている方もいると思います．ぜひ自分で実際に血糖測定をしてみてください．カーボカウントは自分で体験することで，スキルアップするものです．

3
以上より，脂肪の少ない蛋白質料理や野菜料理を肴にして，適量のお酒*を飲みながら，時間をかけてゆっくりと食事を楽しむことが高血糖を予防する最良の方法であることがわかります．糖尿病だからといって美食をあきらめないでください．カーボカウントなら，指示エネルギーにとらわれない自由な献立が可能になります．

4
血糖を上げないために**「炭水化物」**を管理し，体重を減らすために**「エネルギー」**を管理し，血中脂質が増えないように**「脂質」**を制限します．それぞれの栄養素の役割を意識した食事管理を行いましょう．

---

*適量のお酒とはエタノール換算で 20m*l* 程度，つまりビールなら 500m*l*，日本酒なら 1 合，ワインなら 2 杯程度です．

5 あなたが今まで受けてきた栄養療法は糖尿病標準規格の栄養療法（カロリー制限と栄養バランス）でした．でもこれからは**オーダーメイド栄養療法**の時代です．

痩せた方にはエネルギー制限は必要なく（いくら食べても良いという意味ではありません），血中脂質プロファイルがまったく正常な方に厳格な脂質制限は不要です．それぞれの患者さんの病態や価値観が大切にされなければなりません．BMI ＜ 18.0 の痩せた患者さんにエネルギー制限を行っても，食生活の質を落とすだけでなんのメリットもありません．

6 2 型糖尿病には**インスリン分泌不全（インスリン不足）とインスリン抵抗性（インスリン作用不足）**という 2 つの病態が関与していて，主に後者を病態とする肥満した病型では，糖尿病発症数年後まではインスリンがむしろ過剰に分泌される時期があります．そして**食後血糖値**は，大雑把にいえば炭水化物摂取量とあなたのインスリン分泌量によって決まるのですが，ここで大切なことは，インスリン低分泌の患者さんとインスリン過剰分泌の患者さんでは栄養療法が同じではないということです．だから，まず自分がどちらの病態なのかを知ることが大切です．

7 炭水化物摂取量と食後血糖値との関係を詳細に検討してみると，インスリン低分泌の患者さんの方がインスリン過剰分泌の患者さんよりも良好に相関します．したがって，カーボカウントは我が国に多いインスリン低分泌型の 2 型糖尿病に対して，特に有効な栄養療法といえます．まずは実際に**「炭水化物摂取量と食後血糖値との関係」**を，自分で調べてみることを勧めます．

8 炭水化物管理に注目する食事管理をすることで，あなたは**「美味しい」**と**「血糖値が上がらない」**の関係を知ることができます．これがカーボカウントの良いところです．

ただいたずらに食べる量を減らしたり，美味しい料理を我慢したりする

はじめに

ことだけが糖尿病の食事療法だと誤解しているとすれば，あなたは人生の大切な楽しみの多くを失うことになります．この点は，是非ご家族の皆様にもご理解いただきたいと思います．

9 現行の栄養療法は，あなたに適正な栄養バランスを守ることを求めます．しかし，**「血糖管理という観点からいえば，適正な栄養バランスは患者さん一人ひとりで異なるもの」**と考えます．インスリン低分泌の患者さんは，炭水化物処理能力が低いので，摂取エネルギーに対する炭水化物の比率は，一般的に適正と考えられている比率（55～60％）よりも低い食事（炭水化物制限食）の方が適しているといえます．

10 あなたにとっての適正な栄養バランスを知る方法の1つが**自己血糖測定**です．炭水化物摂取量と食後血糖値との関係を知ることで，自分にとっての適正な炭水化物比率を知ることができます．こうしたことから，私はすべての糖尿病患者さんに自己血糖測定を勧めます．現行の保険診療では自己血糖測定はインスリン療法を行っている患者さんにしか認められていません．しかし，薬物療法を行っていない患者さんこそ，適切な炭水化物管理が求められるはずです．私はすべての糖尿病患者さんが自己血糖測定を利用できる時代が早く来てほしいと願っています．

―――――◇―――――

血糖測定器の準備はできていますか？
さあ，それではカーボカウントをマスターしましょう！
カーボカウントは，きっとあなたの食生活を素晴らしいものにしてくれるはずです．

第1章 ～食前酒～ カーボカウントを学ぶ前に読んでほしいこと

カーボカウントと私の関係

　最初に筆者とカーボカウントとの馴れ初めについてお話ししたいと思います．私はカーボカウントがもっとも正しい糖尿病栄養療法であるなどと主張するつもりはありません．世の中には厳格なエネルギー制限論者もおられることと思います．人は自らの辿った経験や出会いによって，自分の考え方を構築していくものです．お互いがなぜカーボカウント論者になったのか？　エネルギー制限論者になったのか？　を語り合い，理解し合えたら，きっとお互いの視点が大きく広がるに違いありません．そうなれば，お互いがそれぞれのよい点を栄養指導に活かせる時代が来るかもしれません．それは，我が国の糖尿病医療にとって喜ばしいことではないかと思います．そこで，筆者はカーボカウントとの個人的な出会いからお話しようと思います．

■カーボカウントとの出会い

　筆者がはじめてカーボカウントと向き合ったのは，記憶は定かではありませんが，1996年頃であったように記憶しています．当時，カーボカウントは1993年に発表されたDCCT（Diabetes Control & Complication Trial）という1型糖尿病患者を対象とした大規模試験において強化治療群に使われて大成功した食事療法として紹介されていました．当時，我が国ではまだエネルギー制限

と栄養バランスを重視する栄養療法が主流でしたので，炭水化物で血糖を管理するという話はとても新鮮に感じられました．さっそく私も1型糖尿病患者さんに恐る恐る紹介したのですが，カーボカウントに関する実践的な情報が乏しい上，食品の炭水化物量に関する情報も少なかったので，患者さんに実践的な指導を行うためにはかなり高いハードルが存在していました．しかし1998年，私は再度カーボカウントと出会うことになります．それは，この年に出版された「糖尿病エンパワメント」(医歯薬出版)という本を通しての出会いでした．この本は，その後の糖尿病診療医としての私の生き方に決定的な影響を与えました．この本の中のあちこちにカーボカウントという単語を発見した筆者は，米国ではすべての糖尿病患者がまずカーボカウントを指導されているという事実を知りました．**エンパワメント**とは，患者の権利，自主性，自律性を尊重した糖尿病治療のアプローチであり，生物医学的な知識に頼った患者の療養指導の限界に悩んでいた筆者は，この本によって新しい可能性を示されたのでした．この本との遭遇後，筆者にとって，カーボカウントは"**糖尿病栄養療法のエンパワメント・アプローチの象徴**"となりました．

■エンパワメント・アプローチとしてのカーボカウント

　こうしてエンパワメント・アプローチの一部としてカーボカウントを知った筆者は，食品交換表やいき過ぎた生物医学モデルに基づく指導によって虐げられた糖尿病患者の権利の復興をめざすことを，自らのミッションと自覚するようになりました．そして，「指示された食事量を守るのか，カーボカウントを使ってインスリンを増量して希望する食事量を食べるかを決める権利と責任は，あなた自身の手中にあります」が口癖になりました．しかし当時の筆者は，カーボカウントとは1型糖尿病患者の強化インスリン療法に取り入れて大成功した栄養療法を，2型糖尿病患者に応用したものという理解でした．このため，筆者がカーボカウント指導の対象と考えていた患者はもっぱら強化インスリン療法をしている糖尿病患者ばかりでした．

■すべての糖尿病患者の血糖管理のためのツールとして再認識する

　1998年以降，強化インスリン療法を行っている2型糖尿病患者にカーボカウント指導をしていた筆者でしたが，2008年に多くの方々のご協力を得て「医師，栄養士，患者のためのカーボカウンティング実践ガイド」という本を出版しました．この本の出版後，筆者は今までにも増して，すべての糖尿病患者さんに対して自己血糖測定を積極的にお願いしました．集団検診で発見された境界型糖尿病の患者さんや妊娠糖尿病妊婦の出産後のフォローなど，薬物療法を行っていない人たちにも積極的に血糖測定をお願いしました．

　しかし，筆者にもっとも大きな示唆を与えてくれたのは，"糖質制限食"という糖質を極端に制限する栄養療法を実践している人々との遭遇でした．彼らはデンプンをほとんど摂りません．つまり，極端な糖質制限と高蛋白食を摂っている人々でした．彼らは日常的に行っている自己血糖測定を通して，「炭水化物を摂らなければ，血糖値は上昇しない」「高度の炭水化物制限は減量を可能にする」という2点に対して，強い確信をもっていました．私は彼らにも血糖測定をお願いしました．そして，彼らの血糖測定結果から，今まで筆者が抱いていた常識をすべて疑わなければならないと考えるようになりました．

　当時，筆者が所蔵していたアメリカ糖尿病協会から出版された標準的なテキストには「蛋白質の血糖値への影響は炭水化物の50％程度」と記載されていたり，あるいは「200kcal程度の蛋白質は血糖値にほとんど影響を及ぼさない」と記載されていました．しかし，彼らのデータをみる限り，500kcal以上の蛋白質を摂っても，血糖値にはほとんど上昇がみられませんでした．また，「エネルギー制限をしなくても炭水化物制限食を実践すると体重が減少する」という事実に，私は驚愕しました．

　そしてある日，ADA出版の American Diabetes Association Guide to Medical Nutrition Therapy for Diabetes の中に「蛋白質の摂取はほとんどの2型糖尿病患者の血糖値に影響を及ぼさない」という記載を発見しました．以来，筆者は「蛋白質と脂質の混合食では血糖値が上昇しない」ということを検証するため，多くの人たちに血糖測定を依頼するようになりました．

　こうして，筆者のカーボカウントに対する興味・好奇心は新たな段階を迎え

ました．そして，実地診療においても薬物療法を行っていない境界型糖尿病や軽症糖尿病患者さんに対しても，熱心にカーボカウント指導を行うようになりました．なぜなら，**薬物療法を行っていない患者さんこそ，カーボカウントの効果をはっきり検証できる対象者であるからです．**

■この本の主な読者対象は？

　この本は軽症糖尿病〜経口薬療法中の2型糖尿病患者さんを主な対象としています．

　一般的にカーボカウントは1型糖尿病患者のための栄養療法と考えられています．しかし，筆者がこれまで辿ってきた経緯からおわかりいただけるように，本書は主に2型糖尿病患者さんを主たる対象として執筆しています．したがって，1型糖尿病におけるカーボカウントについてはほとんど記述していませんので，他の専門書を参照してください．

自分に合った栄養療法をみつけてほしい

私らしい食事って，何だろう？

彼女は独自の食事メニューをつくり，スポーツクラブでも求めに応じて指導した．カロリーの計算なんか忘れなさい，というのが彼女の口癖だった．"正しいものを選んで適量を食べるという感覚"さえつかめば，数字なんか気にしなくてもいい．

しかし，ただそのような禁欲的なメニューばかりにしがみついて生きているわけではなく，どうしても食べたいと思えば，どこかの店に飛び込んで分厚いステーキやラムチョップを注文することもある．たまに何かが我慢できないくらい食べたくなったら，身体が何らかの理由でそのような食品を求め，信号を送っているのだと彼女は考える．
そして，その自然の呼び声に従う．

〜村上春樹 著 *1Q84 BOOK1* 第15章より引用〜

自分に合った栄養療法をみつけてほしい

　本書は糖尿病または糖尿病予備軍と診断されている方を対象に書かれています．今日，この本を手にとってくださったあなたは最近糖尿病と診断されたばかりの方でしょうか？　それとも，今まで管理栄養士から栄養指導を受けているけれども，指導内容に納得できないと感じておられる方でしょうか？　あるいは，今まで何度も食事療法にチャレンジしたけれども，どうしても長続きせずに諦めかけていたところ，知人からまたはウェブサイト上の記事でカーボカウントのことを知ってこの本を手にとってくださったのでしょうか？　この本はそんな方々に読んでいただきたいと思っています．

■従来の栄養療法への疑問

　我が国では昔から食品交換表による指導が行われています．理想的なエネルギー量と理想的な栄養バランスを両立させることをめざして作成された食品交換表は本当によくできています．誰でも表に示されたとおりのバランスで，表1〜6の各食品を摂るだけで，プロフェッショナルな栄養療法が行えるようにつくられているからです．しかし，エネルギー量が決められている上，栄養バランスも固定されていることで，食事の自由度が著しく狭められてしまって，とても窮屈に感じている方も多いと思います．こんな指導は真面目すぎてついていけないと，クールに受け止められる方はよいのですが，日本の患者さんは真面目な方が多いので，もうフランス料理やステーキは食べられないと諦め，ケーキを1つ食べるのにも罪悪感を感じているという方もたくさんおられることと思います．

■もっと食の喜びを実感できる指導をしたい

　一方，熱心に自分の食事計画に食品交換表を取り入れている患者さんは診察のたびに大学ノートに線を引いて，表1から表6をそれぞれどれだけ摂ったか几帳面に記録して，エネルギー量を単位で記録してこられます．素晴らしい実践だとは思うのですが，それはまるで病院食の延長といった感じで，そうした患者さんをみると，私はなぜか少し気持ちが沈みます．そして「もっと食の楽しさを実感できるような指導の仕方があるはずだ」と思わずにはいられません．それに，ここまで食品交換表の教えを実践できる方は少ないと思います．

図1 私の考える栄養療法

> エネルギー制限 → エネルギー管理
>
> 脂質制限 → 脂質管理
>
> 炭水化物制限 → 炭水化物管理
>
> 食事は医師の決めた指示を守るものではなく，ましてや決して制限されるものでもありません．
> 食事は，あなたが自分の意志で身体と心の最適な妥協点を求め，自己管理していくものです．

　それでは，食品交換表に基づく栄養指導に従えない人たちをただ落伍者（ノンコンプライアンス）と片づけてしまってよいのでしょうか？　人にはさまざまな生き方，食生活の嗜好，ライフスタイルが存在します．それ故，**もっと糖尿病栄養療法の間口を大きく拡げておくことが大切**ではないかと，筆者は考えています．筆者が，この本全体を通して読者の皆さんに伝えたいこと，それは**「自分に合った栄養療法をみつけてほしい」**ということです（図1）．

■自分の病態から自分に合った栄養療法をみつける方法

　私の主張は単純です．体重管理は**「エネルギー管理」**で，血中脂質管理は**「脂質管理」**で，そして血糖管理は**「炭水化物管理」**で行いましょう，というものです．そうすると，たとえば痩せ形で，脂質異常症が存在しない方は「炭水化物管理」を中心に考えればよいことになりますね．つまり，エネルギー制限や脂質制限をあまり神経質に行う必要がありませんから，ご家族と同じようにお肉や炒め物を食べることができるはずです．痩せ形で，脂質異常症を合併している方は単価不飽和脂肪であるオリーブオイルを使って美味しく料理を堪

能しながら，飽和脂肪（肉脂やバター，生クリームなど）や鶏卵，魚卵を控えめにすればよいと思います．

　肥満が存在しない患者さんもあまり厳格なエネルギー制限は必要ありません．しかし，BMI＞25の肥満を合併しておられる方はやはりエネルギー制限に留意していただく必要があると思います．そして，肥満，脂質異常，高血糖のすべてを満足する方だけが，食品交換表が求める栄養バランスの対象となるわけです．このように考えると，本当の意味で食品交換表の対象となる患者さんは実はあまり多くないことがわかります．

　次に，炭水化物管理について考えてみましょう！

　炭水化物処理能は「インスリン分泌能」や「インスリン抵抗性」と密接に関係しています．食後の血糖上昇に対して，十分なインスリン分泌が行われない「インスリン低分泌型」の糖尿病もしくは糖尿病予備軍の方々（一般的に痩せ形が多い）に対しては「炭水化物制限」を強化しなければなりません．一方，食後の血糖上昇に対するインスリン初期分泌が遅く，その後過剰なインスリン応答を示す人たち（一般的に肥満した人が多い）もいます．このような，むしろ過剰なインスリン分泌を呈する患者さんに対する炭水化物制限は，理論上は痩せた患者さんほど効果的ではないと予想されます．実際にこうした方々の食前，食後1時間，食後2時間の血糖値を測定してみると，食後2時間値と炭水化物摂取量の間に相関がみられない方が多いようです．したがって，こうした方々は炭水化物管理だけでは不十分で，エネルギー制限やエクササイズによる減量を並行して行いながら，ゆっくり食べる，α-グルコシダーゼ阻害薬を使用するなどの工夫が有効と考えられます．

　このほか，炭水化物管理基準は**「血糖コントロールの良否」**によっても調整が必要と考えます．私は，A1c＞8％の患者さんには病態に関係なく，厳格な炭水化物管理をお願いしています．

　以上のことを，次頁の図2に示しました．

　実際にはこんなに単純ではないとしても，こうしたイメージを栄養指導に取り入れることによって，糖尿病栄養療法の幅は大きく広がって，とても柔軟な指導が可能となります．

図2 病態別栄養療法のイメージ図

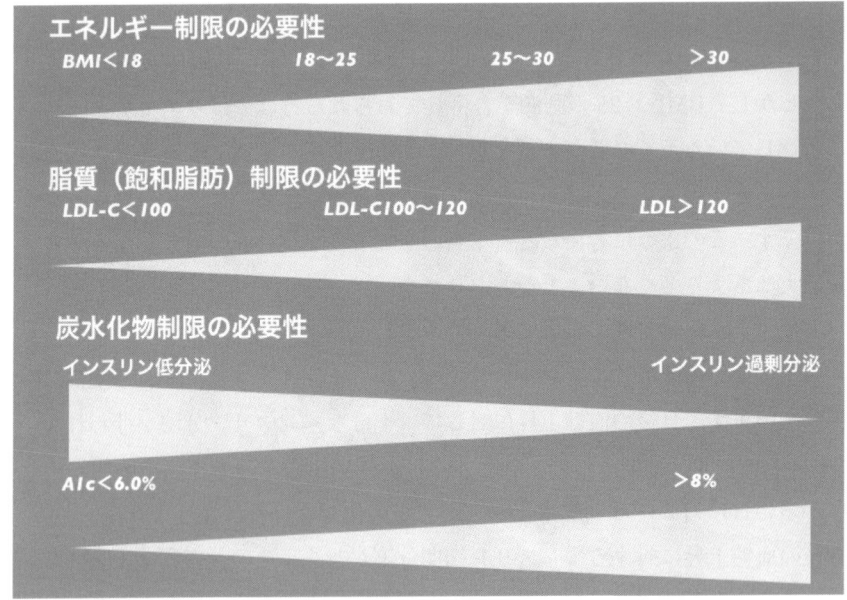

どんな糖尿病患者さんにも同じ栄養バランスを求める食品交換表による指導と比べ，自由度が格段に広がり，それによって患者さんの遵守率も改善することが期待されます．栄養療法というのは科学的根拠だけでなく，遵守率を高める工夫が重要であると，筆者は考えています．我が国の糖尿病患者さんは，もっともっと自分らしい栄養療法を望んでもよいのではないでしょうか？

図3にイラストを用いて，個別化栄養療法を解説しました．

図4に炭水化物摂取とインスリン分泌との関係を示しました．インスリンというホルモンは炭水化物代謝を調節するホルモンですので，インスリン低分泌の患者さんは炭水化物摂取量を控えることで血糖上昇を抑えることができます．

自分に合った栄養療法をみつけてほしい

図3 個別化栄養療法

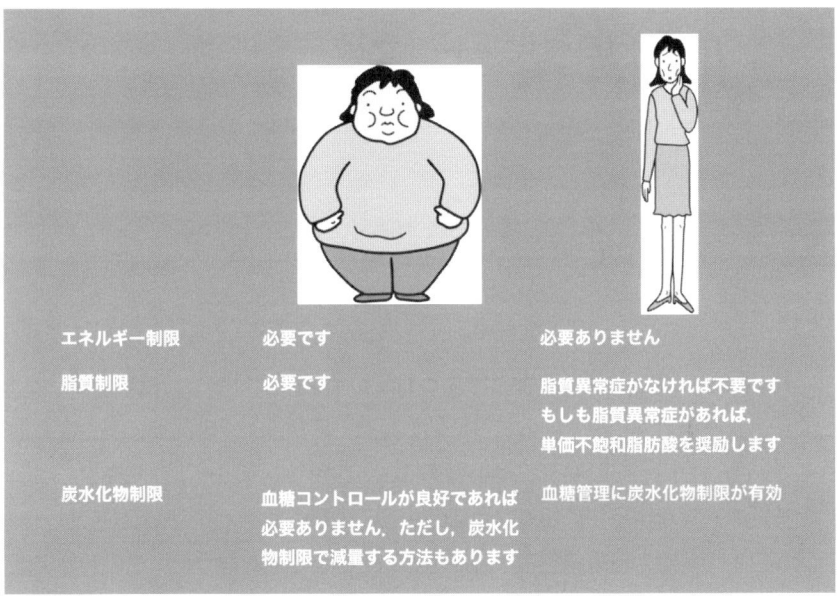

図4 血糖調節メカニズム（自分の病態に合った栄養療法をみつける）

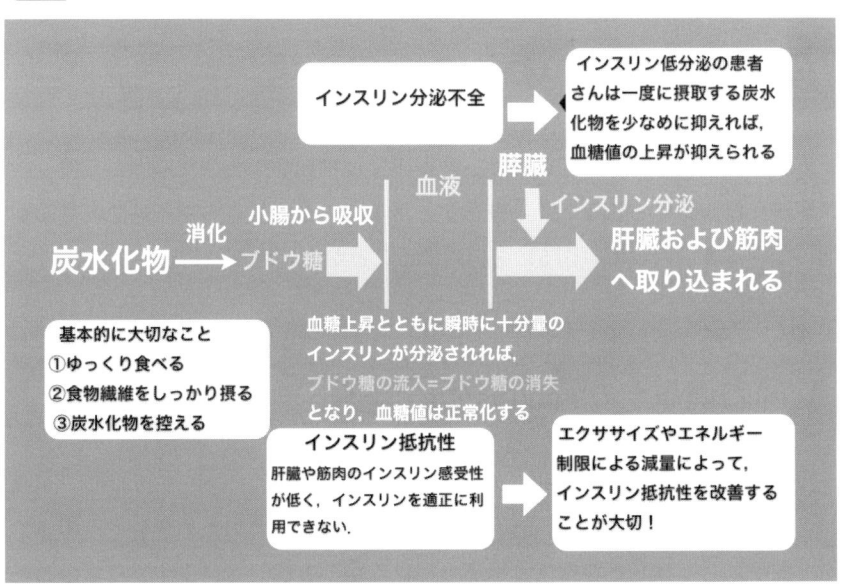

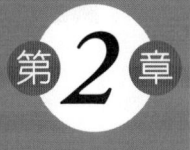

第2章 ～アミューズ～ エネルギー神話を脱構築する

「脱構築」とは，「当たり前と考えられている真実を分解し，検討すること」です．我が国では当たり前のように信じられ，未だに多くの医療従事者まで信じている「カロリーコントロールをすれば，血糖コントロールができる」という神話の真実を明らかにしていくことが，この章の目的です．このカロリー神話が日本の多くの糖尿病患者さんを苦しめていることを思うと，この神話の虚構を暴くことはとても重要と考えます．さあ，それでは始めましょう！

1 糖尿病にまつわる3つの誤解

カーボカウントを学んでいくと，我が国では糖尿病栄養療法に関して多くの誤解が存在していることがわかります．そこで，まず日本の糖尿病患者さんが抱いている3つの誤解（図5）を指摘することから始めたいと思います．

A 高カロリーが高血糖を招く？

我が国は「エネルギー制限」が大きく幅を利かせています．"カロリーが高いものはみんな御法度"といった風潮が存在します．このため患者さんの多くが「肉やこってりした料理は食べてはいけない」と信じています．日本中のど

16

1. 糖尿病にまつわる3つの誤解

図5 糖尿病にまつわる3つの誤解

1.高カロリーが高血糖を招く　食品交換表によるいき過ぎたエネルギー教育
・脂肪や肉は食べてはいけない
　→カロリーと血糖値とは，実はあまり相関しないことを知らない

2.甘いものは食べてはいけない　炭水化物管理教育の遅れから生まれる多くの誤解
・そうめんやそばなら安心して食べられる
　→甘いものもそうめんも血糖値への影響に差がないことを知らない

3.糖尿病患者は生活習慣が悪い　生活習慣病という命名（道徳問題とすり替えられた）
・複数の発症原因の中から生活習慣のみを際立たせることによって，あたかも自己管理不良のみが発病原因であるかのような印象を与え，医療費の削減につなげる一種のイデオロギー（健康管理の自己責任化）
・糖尿病患者は酒を飲んではいけない！　といった禁欲的指導の普及

　こかの病院の外来待合室で，毎日次のような自慢話が聞かれます．「俺はね，もう何年も肉と揚げ物は一切口にしていないよ」．
　でも，「カロリーと血糖値はあまり関係がない」という事実を知る人はほとんどいません．どうしてこんな誤解が蔓延してしまったのでしょうか？
　それはおそらく，食品交換表による"いき過ぎたエネルギー教育の産物"ではないだろうかと，筆者は考えています．食品交換表の理念はエネルギー量を定義し，そのエネルギーを守りながら，理想の栄養バランス，すなわち炭水化物60％，脂質20〜25％，蛋白質16〜20％をめざすものです．つまり，「エネルギー量と栄養バランスをセットで考える方式」を採用しています．しかし，その後の医学研究の進歩によって，2型糖尿病患者の病態は非常に多様であることが明らかにされました．それは1993年に発表されたADAの糖尿病診断基準にも表現されました．次頁の図6に示したように「インスリン分泌不全」から「インスリン抵抗性」を示す，非常に多様な病態を有していることがわかります．2002年，米国糖尿病協会は糖尿病栄養療法の原則と勧告とい

図6 2型糖尿病の病態

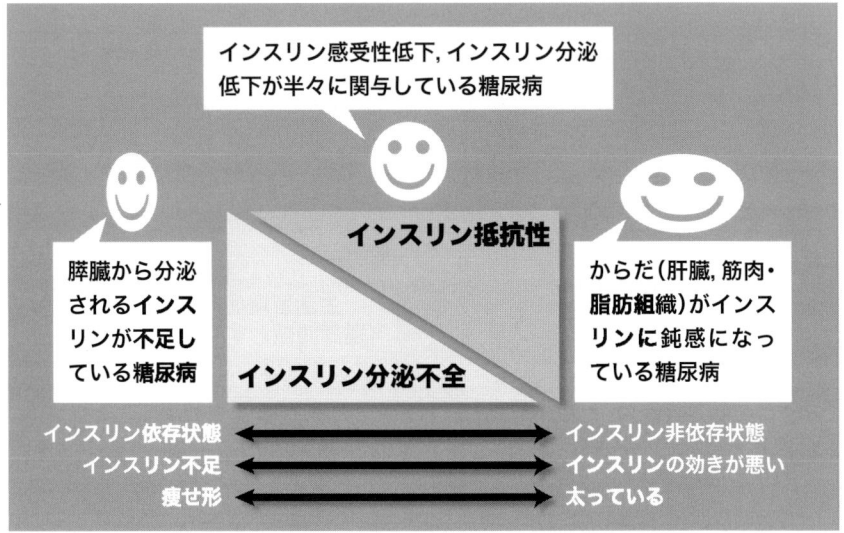

う論文の中で，次のように述べています．「1994年まで我々はすべての糖尿病患者に適応できる理想的な栄養処方を定義づけようと努力してきた．しかし，すべての糖尿病に適した最適な栄養バランスは存在しない」というステイトメントを発表し，それぞれの患者の病態，ライフスタイル，嗜好を考慮した**個別化栄養療法**を提唱しました．すなわち，インスリン分泌不全の患者には炭水化物制限を強化し，高度の肥満とインスリン抵抗性を有する患者には脂質制限やエクササイズを奨励するといった柔軟で現実的な考え方です．今や，私たち医療者は一人ひとりの患者さんに適した"最適な栄養バランス"を提案していくことが求められる時代を迎えたわけです．しかし，我が国では未だに多くの医療機関において，すべての2型糖尿病患者に対して，共通の栄養バランスを求める指導が行われています．皆さんはこうした日本の現状をどのように感じられますか？　日本の栄養療法を変革していくためには，患者さん自身がもっと自らの糖尿病の病態を正しく理解し，自分の病態やライフスタイルに合った栄養療法を要求していく努力をしてほしいと，筆者は考えています．

B 糖尿病患者は甘いものを食べてはいけない？

　甘いものを食べてはいけないという誤解も根深いものがあります．もちろん，筆者は甘いものを食べるように奨励しているわけではありません．しかし，甘いものをあれほど我慢している同じ患者さんがそばやうどん，サツマイモ，かぼちゃなどのデンプンを無頓着に，それどころか健康のためと称して食べているという例はたくさんあります．実は，**「砂糖（蔗糖）よりもデンプンの方が血糖値を上昇させる」**という事実を知っている人はあまり多くありません．そして，そういう患者さんに「煎餅を食べたら血糖値が上がりますが，チーズなら上がりませんよ！」と伝えると，目を丸くしてびっくりしたりするものです．カーボカウントを知らない方にとって，チーズは食べてはいけないもののリストに分類されているからです．

　カーボカウントを知っている方は，美味しいケーキを買ってきた夜は，夕食を鍋料理にして，米飯などのデンプンを一切摂らないようにして，食後にケーキを楽しんだりしています．こうした糖尿病患者さんの気持ちを知らない家族から「あなた，糖尿病なのにそんなに甘いものを食べても大丈夫なの？」などと言われて，深く傷ついた経験のある患者さんもたくさんおられることと思います．

　これらはすべて炭水化物教育の遅れから生じた誤解です．日本では**「炭水化物が血糖値を上昇させる」**という当たり前の初期教育がなぜか行われていません．

　以下に，砂糖の血糖値に与える影響を示した興味深い実例をおみせしましょう！

対決　砂糖とデンプン（おはぎ vs 白粥）（図7）

　これは熱心なカーボカウント実践者であり，またネットを通じて，血糖管理におけるカーボカウントの重要性を訴えておられる，ある男性（食事療法だけで，A1c 5.2％，BMI 20）のブログから引用させていただいたもので，おはぎと白粥を食べて，その血糖応答を比較した実験です．この実験は，炭水化物量は同じですので，この2つの違いは砂糖の含有量といえます．

第2章 〜アミューズ〜 エネルギー神話を脱構築する

図7 砂糖とデンプン対決（おはぎ vs 白粥）
ブログ "カーボカウントな日々" の「カーボ 45g 記録会」より引用しています（http://castela.blog104.fc2.com/blog-entry-97.html）.

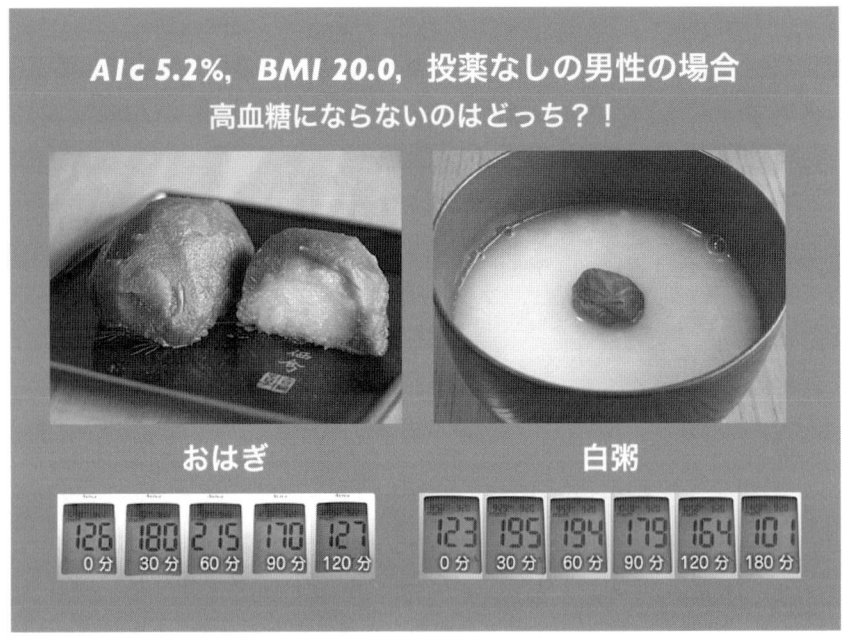

多くの患者さんは「甘いものを食べると高血糖になる」と信じています．そこでこの点を検証しました．炭水化物はどちらも 45g です．さぁ結果はどうであったかというと，ご覧の通り，大変僅差ですが血糖曲線下面積で比較すると，白粥の方が高血糖になっていることがわかります．砂糖を含まない白粥において 30 分値が 195mg/dl まで上昇し，120 分値でも 164mg/dl と，おはぎよりも高血糖を呈していることに注目してください．砂糖の多いおはぎよりも白粥の方が高血糖を呈した理由は後章で説明しますが，ここでは**「血糖値はその食品に含まれる砂糖の量で決まるのではなく，砂糖を含む炭水化物の総量や調理の仕方によって決まる」**ということだけ覚えておいてください．

C 糖尿病は生活習慣が悪い人がなる病気？

　日本にはなぜか，このような誤解が蔓延しています．このため，我が国は糖尿病と診断されてもなかなか周囲に自分が糖尿病患者であることをカミングアウトしにくい環境であるわけです．これは1996年，当時の厚生省が**「生活習慣病」**という呼称を保健医療行政に取り入れたことに起因しているように思われます．糖尿病はmulti-factorial disease（多因子病）といわれ，その発症にはいくつもの病因が関わっています．生活習慣病という呼称は厚労省のウェブサイトでは「予防できるという認識を醸成することを目的として」と記載されています．しかし，実はまったく別な意図が隠されているという意見もあります．文化人類学的な見地から糖尿病者の生活世界を研究した浮ヶ谷幸代さんはその著書「病気だけど病気でない，糖尿病と共に生きる生活世界」の中で，現代の保健医療行政や私たち医療者が当然のこととして信じているセルフコントロール理念に対して，鋭い批評をしています．やや難しい表現を含む長い文章ですが，とても重要な視点を私たちに提示してくれているので，原文のまま，以下に紹介したいと思います．

　　「生活習慣病」という名づけに「自己責任化」というイデオロギーが内在していることは，医療社会学の領域で指摘されている．（途中省略）

　　多くの慢性病が該当する「生活習慣病」の原因は，「さまざまな危険因子」（環境要因，遺伝因子，生活習慣など）があり，したがって，治療は「これらの危険因子を減らす」こととなる．「生活習慣病」の危険因子は多重に存在しているにもかかわらず，臨床では医学的にコントロールできる，しかも患者の努力の範囲内でコントロールできるものとして「個人の生活習慣」が位置づけられた．ここに**セルフコントロールという神話**が要請されたのである．臨床では特定病因論パラダイムに則って，「個人の生活習慣の乱れ」を原因とし，したがって治療は「悪い生活習慣を良い生活習慣に改善すること」となったのである．こうして，行政用語としての「生活習慣病」という名づけが，臨床場面で「病気の原因はあ

なたの悪い生活習慣である」という新たな病因論を生み出したのである．

　さて，多重原因のうちの「個人の生活習慣」だけがクローズアップされると，環境要因や遺伝的要因などのほかの要因が切り捨てられて，病気の発症や悪化の原因は社会環境や社会的価値観に由来するという側面が忘れ去られてしまう．さらに，病気の原因は「個人の悪い生活習慣」であり，「努力すれば悪い生活習慣を良い生活習慣に変えることができる」ということが，病気治療の前提とされてしまうのである．（途中省略）

　「生活習慣病」という名づけは，個人の生活習慣を「良い生活習慣」と「悪い生活習慣」に分割し，さらに「良い生活習慣」に変えることが「できる人」と「できない人」に分割していく力を内在している．その結果，「できない人」にその責任を追及することになる．「健康寿命」を目指す日本では，「社会は＜病気ではない＞人たちによって構成される」ことが目標となり，「悪い生活習慣をもつ人」や「生活習慣を改善できない人」は，「健康寿命」社会では逸脱者と見なされる．予防医学政策が図らずも生み出してしまう新たな病因論に，糖尿病に対して抱く社会の負のイメージが結びつくと，偏見や差別の問題を生み出すことになる．＜引用終了＞

「行政用語としての『生活習慣病』という名づけが，臨床場面で『病気の原因はあなたの悪い生活習慣である』という新たな病因論を生み出した」という浮ヶ谷幸代さんの指摘に"我が意を得たり"と感じられた方も多いと思います．これが我が国の多くの糖尿病患者さん達が漠然と感じている社会からのラベリングです．こうした糖尿病に対する誤った認識は正していく必要がありますし，そのためには「生活習慣病」という呼称そのものを再検討してみることも必要かもしれません．また本書がこうした糖尿病に対する社会的認識の変革に少しでもお役に立てたら幸いです．

2 エネルギー神話の虚構

> どうして，糖尿病患者のエネルギー管理に目くじらを立てるのでしょうか？
> あなた自身を患者の立場に置き換えてみたらどうでしょうか？
> 食事のエネルギーに口を挟むなんて，とても失礼な話です．
>
> 医療者が患者に対して，エネルギー制限指導をする際，私たちの心の内に「食生活に介入して申し訳ないな〜」という気持ちがあれば，きっと患者のコンプライアンスはもっと改善するのではないでしょうか？

A 「高カロリーが高血糖を招く」の嘘

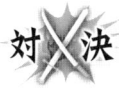 おにぎり vs ケンタッキーフライドチキン

図8 おにぎり vs ケンタッキーフライドチキン対決

高血糖にならないのはどっち？

おにぎり2個
約5カーボ

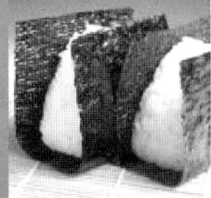

おにぎり1個
E 171kcal，炭水化物38.4g
脂質 0.3g，蛋白質 3.6g

チキン2本
コールスローサラダ
約1カーボ

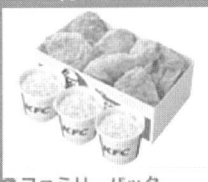
ファミリーパック

オリジナルチキン1本
E 237kcal，炭水化物7.9g
脂質 14.7g，蛋白質 18.3g

第2章 〜アミューズ〜 エネルギー神話を脱構築する

前頁の図8は「おにぎり2個とケンタッキーフライドチキン2個＋コールスローサラダ」です．

この2つの料理のうち，高血糖を引き起こすのはどちらでしょうか？

解説

さぁ，解説をしましょう！　しっかりと自分の頭で考えましたか？

糖尿病教室で患者さんに質問しても，医師を対象にした勉強会で質問しても，正解率は大差ありません．そう，正解は「おにぎりの方が高血糖を招く」です．

2つの料理の栄養表示を，以下にまとめました．

> おにぎり2個：**エネルギー 342kcal，炭水化物 76.8g**，蛋白質 7.2g
> （おにぎり1個　エネルギー 171kcal，炭水化物 38.4g，脂質 0.3g，蛋白質 3.6g）
> オリジナルチキン：**エネルギー 474kcal，炭水化物 15.8g**，蛋白質 36.6g
> （チキン1本　エネルギー 237kcal，炭水化物 7.9g，脂質 14.7g，蛋白質 18.3g）

（栄養表示はセブンイレブン，ケンタッキーフライドチキンのホームページから引用）

ケンタッキーフライドチキンはエネルギー量ではおにぎりよりも高エネルギーですが，炭水化物はわずか15.8gしか含みません．したがって，ケンタッキーフライドチキンを2個食べたくらいでは普通血糖値はほとんど上昇しません．「本当？」と疑われる方はぜひ実際に血糖測定をしてみてください．自分で体験してみることが一番良い学習法です．

対✗決　トースト vs 朝マック（ソーセージエッグマフィン）（図9）

さあ，今度はさっきよりも難問です．

この2つのメニューは炭水化物量においては共通で，どちらも45gですが，エネルギー量には大きな差があります．この2つで高血糖になるのはどちらでしょうか？

2. エネルギー神話の虚構

図9 トースト vs 朝マック対決（ソーセージエッグマフィン）
ブログ "カーボカウントな日々" の「カーボ45g記録会」より引用しています（http://castela.blog104.fc2.com/blog-entry-97.html）．

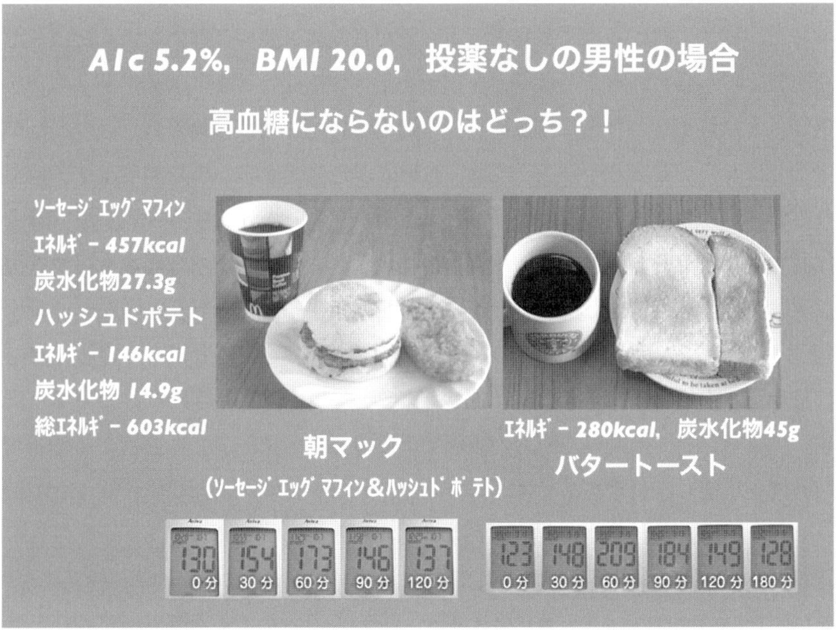

A1c 5.2%，BMI 20.0，投薬なしの男性の場合

高血糖にならないのはどっち？！

ソーセージ エッグ マフィン
エネルギー – 457kcal
炭水化物 27.3g
ハッシュドポテト
エネルギー – 146kcal
炭水化物 14.9g
総エネルギー – 603kcal

朝マック
（ソーセージ エッグ マフィン＆ハッシュド ポテト）

130 / 154 / 173 / 146 / 137
0分 30分 60分 90分 120分

エネルギー – 280kcal，炭水化物 45g
バタートースト

123 / 148 / 209 / 184 / 149 / 128
0分 30分 60分 90分 120分 180分

解説

　朝マックの栄養組成は写真のように，**エネルギー603kcal**，炭水化物45gです．一方，トースト（食パン6枚切り1.5枚，バター）は**エネルギー280kcal**，炭水化物は45gです．普通に考えたら，高エネルギーの朝マックがもっとも高血糖になると考えますね．しかし，結果は反対で，トーストの方がはるかに高血糖を呈しました．

　その理由については第5章3-**B**-❸「蛋白質のもう1つの生理作用」（60頁）で解説するとして，ここでは**「カロリーと血糖値とは関係がない」**ということだけ，しっかりと覚えておいてください．

B 「カーボ・モード」と「エネルギー・モード」

　したがって，私たちは「ケンタッキーだから身体に悪いに違いない」といった固定観念にとらわれることなく，血糖値を上げたくないときにはケンタッキーを選び，太りたくないときにはおにぎりを選ぶといった複数の物差しをもつことが大切ではないでしょうか？　この際，血糖管理を重視するためにエネルギー量よりも炭水化物量を重視する視点のこと（ケンタッキーを選択する視点）を，筆者は**「カーボ・モード」**と呼び，一方，血糖値よりもエネルギー管理を重視する視点（おにぎりを選択する視点）のことを**「エネルギー・モード」**と呼んでいます（表1）．そして，筆者は患者さんがこの2つのモードを，時と場合によって自由に使い分けることができるように指導していくことが大切であると考えています．つまり，パーティーや旅行の場面では「カーボ・モード」を選択して美味しい料理を堪能し，日常生活では「エネルギー・モード」を選択して，低エネルギーのバランス食を心がけます．巷では「食品交換表 vs カーボカウント」どちらが正しいか？　という議論が展開されています．しかし，今必要なのは"白か黒か"といった議論ではないと筆者は考えます．どちらの方法にも優れた面があり，どちらも不完全です．カーボカウントは注意しないと体重が増加しますし，食品交換表は病態を考慮したオーダーメイド栄養療法には適さず，それぞれ一長一短なのですから，それぞれのよいところを活用できるような指導が望ましいと考えています．つまり，筆者がめざしているのは**「患者の自律性を尊重し，患者に多くの裁量権を与え，それを行使できるだけのレベルの栄養教育を施すこと」**です．

表1　カーボ・モードとエネルギー・モード

カーボ・モード	エネルギーよりも血糖管理を重視する立場 パーティーや旅行などの場面ではカーボ・モードを選択して，血糖値を上げずに美味しい料理を堪能します．
エネルギー・モード	血糖値よりもエネルギー管理を重視する立場 日常生活ではエネルギー・モードを選択して，低エネルギーのバランス食を心がけます．

3 エネルギー神話の実態と弊害

■痩せていてもエネルギー制限食（老人保健施設での糖尿病食）

　我が国の栄養指導の現場ではエネルギー制限と栄養バランスがとても重視されています．糖尿病と診断された途端，その人には「指示エネルギー」というラベルが付与されます．

　そして初めて糖尿病患者を診るたいていの医師は「あなた，担当の先生から何キロカロリーを指示されていますか？」と尋ねるわけです．しかし，これはなんと失礼なことでしょうか？　そして，その患者さんの身長がたまたま145cm なら，1400kcal と指示されます．これは一般の成人のエネルギー摂取量の3分の2にも満たないのです．仮にその患者さんがひどく肥満しておられるのであれば，まだ許せるのですが，肥満がない場合でも，場合によっては痩せているにもかかわらず，1400kcal の指示が出されている場合が多いのです．

　これからお話しするエピソードは，私の外来に通院しておられる69歳の女性（仮名：細川糸子さん）の身に実際に起こった出来事です．細川さんはBMI 18.5 と痩せた女性で，これまでアマリール 0.5mg，ベイスン 0.9mg を服用しながら，A1c 5.6～5.8％と大変良好な血糖コントロールを保っておられました．このたびご家庭の事情で老人保健施設に入所することが決まりました．しかし，入所してから4カ月ほど経過した頃，細川さんから相談を受けました．

> 「入所してからというもの，私にはお肉やお魚料理がほとんど配膳されず，野菜料理ばかりです．その上，おやつの時間になって，饅頭などの菓子が入所者に配られても，私にはいつもゼリーしか配られません．このまま，死ぬまでこの施設で暮らしていくのかと思うと，気持ちが滅入ってしまいます」

　細川さんの体重はますます痩せ細り，A1c は 4.8％まで低下してしまいました．

そこで私は以下のような要望書を施設に書きました．

> 施設長ならびに管理栄養士様
>
> 患者 細川糸子様の療養生活におきまして，いつも大変お世話になっております．このたび細川様から施設での給食内容について相談を受けました．「一般の入所者と同じように，主菜にもう少し肉や魚料理を取り入れ，おやつにもゼリー以外の菓子を出して欲しい」という内容でした．細川さんはBMI18.5と痩せ形である上，A1c 4.8％と大変良好な血糖コントロールを達成しておられます．このため，もう少し食事のエネルギー量を増やしていただけたら幸いです．1994年より米国では個別化栄養療法の必要性が叫ばれ，患者の病態によって，栄養処方を個別に検討するべきであることが提唱されています．つまり，体重管理には「エネルギー管理」，脂質管理には「脂質管理」，そして血糖管理には「炭水化物管理」と個別に栄養処方を考えていこうというものです．細川さんのように痩せ形の患者さんにはエネルギー制限は不要と考えられます．ぜひ一般の患者さんと同じ一般食としていただき，米飯だけご本人と相談の上，3カーボ（120g）程度としていただけたら幸いです．またおやつも一般食と同じものを出していただいて結構です．

この要望書を提出することによって，細川さんの給食問題はすぐに解決するものと，私は考えていました．ところが，事はそう簡単には運びませんでした．私からの要望書を受け取った栄養士さんは1400kcalであった糖尿病食を1600kcalの糖尿病食に変更したのです．その結果，野菜ばかりの給食，ゼリーのおやつは変わらないまま，ご飯だけが増量されました．この結果，6週間後にはA1cが4.8％→5.9％まで上昇しました．これは，インスリン分泌不全を呈する細川さんにとっては，食品交換表で示される60％という炭水化物比率が多すぎた結果と考えられました．我が国では，血糖コントロールが良好な痩せた患者さんにエネルギー制限を行わず，炭水化物管理だけ行うという発想はなかなか受け入れられないのが現実のようです．

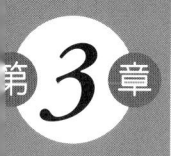

第3章 ~前菜~ 絶対栄養バランス主義を脱構築する

> なぜ，そんなに律儀に「栄養バランス」にこだわるのでしょうか？
> 私たちの日常の食生活を考えてみてください！
> 食べたいものを，食べたいときに食べているはずです！
> なぜ，糖尿病患者に対してだけ，そんなに厳格な栄養管理を要求するのでしょうか？

　食品交換表に基づく栄養療法では，すべての糖尿病患者さんに対して，共通の栄養バランスを求めます．おおよそ炭水化物が60％，蛋白質16～20％，脂質20～25％で，これが適正な栄養素配分と考えられています．このようにすべての糖尿病患者に対して共通の栄養バランスを求める方式のことを，筆者は**「絶対栄養バランス主義」**と呼んでいます．この章では，この絶対栄養バランス主義を脱構築したいと思います．

1 絶対栄養バランス主義の実態とその弊害

　今，グーグルの検索機能を使って，インターネット上で「糖尿病×カーボカウント」，「糖尿病×炭水化物カウント法」「糖尿病×糖質制限食」で検索すると，それぞれ10400件，14600件，38100件ヒットします．多くの患者さんがこうし

た情報を必死で求めていることがわかります．また，糖尿病患者さん自身が自分の経験を綴るブログもたいへん多く，アクセス数の上位を占めるブログの主催者のほとんどが「カーボカウント」の実践者である場合が多いようです．こうしたウェブサイトに多くの患者さんの関心が集まる背景には，我が国の医療機関でカーボカウントの指導が受けられないことや食品交換表に基づく現行の栄養指導に対して，多くの人々が不満を感じていることが一因ではないかと思われます．

■ある痩せ形の管理栄養士さんとの出会い

　ここにある一人の患者さんをご紹介したいと思います．彼女は数年前に糖尿病と診断され，これまで栄養療法のみで糖尿病専門外来に通院していました．そして，2年ほど前まではA1c 5.6〜5.8％をキープできていたのですが，その後A1c 6.1〜6.4％が続くようになり，主治医にどうするべきなのか働きかけたのでしたが，明確な指示を示してもらえず，私の外来を訪れました．実は，彼女はある会社の管理栄養士をされていました．彼女の体格は身長160cm，体重48.0kg，BMI 18.8と痩せ形でした．初診時，私は多くの医師がそうするように，これまでどのような栄養療法を実践してきたのかについて尋ねました．彼女は「今までは1500kcalのエネルギー制限を指示されていました」と答えました．「え〜，本当に1500kcalのエネルギー制限をしてきたんですか？」私は思わず耳を疑いました．

　160cm，BMI 18.8の女性に1500kcalのエネルギー制限を課すなんて，信じがたいことで，正直憤りを感じるほどでした．この結果，彼女は痩せるばかりで，A1cにはまったく改善がみられなかったのです．

　私は彼女に対して，次のような宿題を出しました．豚しゃぶ200gの食事を米飯抜きで食べて，食前・1時間後・2時間後・3時間後・4時間後の血糖値を測ってもらう課題です（私は，この課題を**「豚しゃぶ試験」**と名づけました）．次の図10は彼女が持参した結果です．

　豚しゃぶ試験の結果は，121–148–124–124–141という結果でほとんど血糖値には影響がありませんでした．これに対して，納豆そば（乾麺100g）の食事では，食前118mg/dlであった血糖値は1時間後には191mg/dlまで跳ね上がっていました．「お肉では，血糖って上がらないんですね」という彼女の言葉

1. 絶対栄養バランス主義の実態とその弊害

図10 彼女への宿題とその結果

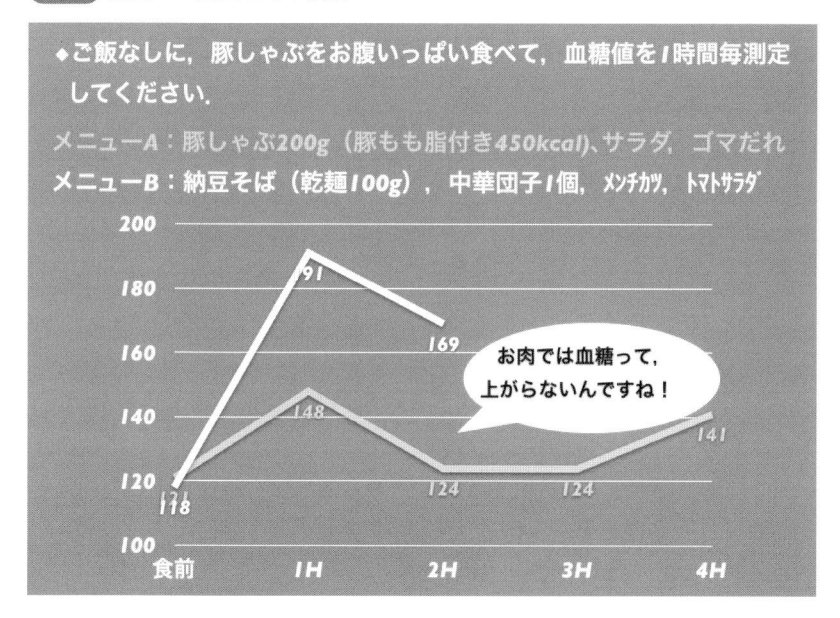

◆ご飯なしに，豚しゃぶをお腹いっぱい食べて，血糖値を1時間毎測定してください．
メニューA：豚しゃぶ200g（豚もも脂付き450kcal)、サラダ，ゴマだれ
メニューB：納豆そば（乾麺100g)，中華団子1個，メンチカツ，トマトサラダ

（グラフ：食前118→1H 191→2H 169（メニューA）；食前118→1H 148→2H 124→3H 124→4H 141（メニューB）／吹き出し「お肉では血糖って，上がらないんですね！」）

が，いつまでも心に残りました．

■米飯50gの追加で食後血糖値が50mg/dl上昇した！

・初診時のやりとり

　「栄養バランス」について私に深く考えさせてくれたもう一人の患者さんについてお話ししたいと思います．彼は身長174cm，体重67kg，BMI 22.5の男性，職業は医師です．7年前に糖尿病と診断され，これまで都内の糖尿病専門外来に通院し，A1c 5.8％前後を維持していました．ところが，3年ほど前から体重が減り始め，A1c 6.0〜6.5％の状態が続き改善しません．担当医にも何とかしたいと伝えましたが，「A1c＜6.5％をキープできていれば良いでしょう」ということで，新たな提案を得ることができず，私の外来を受診されました．彼はベイスン0.9mg/日を服用していました．私は，これまでの食事療法について尋ねてみました．すると彼は「1800kcalでやっています」と答えました．身長174cmの外科系勤務医の男性が1800kcalで毎日過ごすことは信

じられないくらい大変なことではないかと想像されました．

　私は彼にカーボカウントを紹介し，「エネルギー制限にこだわるよりもしっかり炭水化物管理を行う方が効果的ではないかと思います．これからはカロリー計算をするのはやめてください」と意見を述べました．そして炭水化物リストを渡して，代表的な食材の1カーボ目安量を示して，まずは「1食について3〜4カーボ未満」をめざすことを提案しました．

・再診時のやりとりと次回までの宿題

　再診時のやりとりをここに再現してみます．

　私「いかがでしたか？」

　彼「や〜，どうしても食品交換表で考える習慣がついてしまっているので，頭が混乱してしまいました」

　私「それでは，米飯摂取量（2〜4カーボの米飯）と食後血糖値との関係を測定してきていただけますか？」

・3回目の診察時の様子（宿題の結果報告）

　彼は第6版の食品交換表に則って，1単位〜3単位の米飯摂取と食後2時間

図11　米飯摂取量と食後血糖値の関係（BMI 22 の男性）

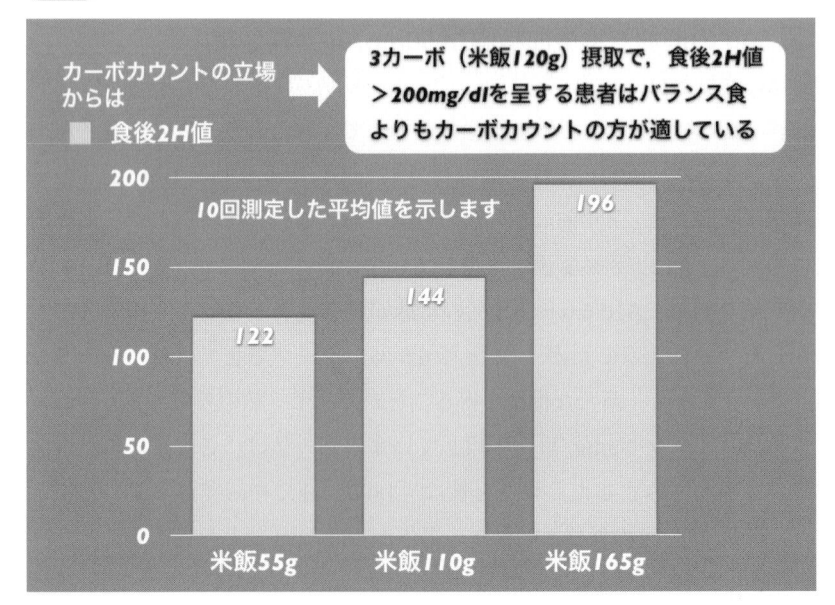

カーボカウントの立場からは
■ 食後2H値

3カーボ（米飯120g）摂取で，食後2H値＞200mg/dlを呈する患者はバランス食よりもカーボカウントの方が適している

10回測定した平均値を示します

米飯55g: 122
米飯110g: 144
米飯165g: 196

値の結果（10回の測定の平均値）を持参して来てくださいました．

前頁に示した図11がその結果です．ご覧になっていただいてご理解いただけるように米飯を110gから165gへ増量することによって，食後2時間値が144mg/d*l* → 196mg/d*l* と52mg/d*l* も上昇することがわかりました（恐るべし，米飯！）．

インスリン低分泌の患者さんではこのように，米飯をわずかに増やしただけで著しい血糖上昇が観察されるのです．

このような患者さんにエネルギー制限食を指示しても，食生活の質を落とすだけで，少しも血糖コントロールは改善しません．

2 痩せた糖尿病予備軍

欧米の2型糖尿病は肥満者が多いのに対して，我が国の2型糖尿病の平均BMIは23～24と肥満者が少なく，インスリン低分泌型が多いことが指摘されています．にもかかわらず，多くの医療機関では相変わらず食品交換表に基づいて，すべての糖尿病患者に対して，共通の栄養バランスを求める指導が行

図12 痩せた糖尿病予備軍〜2型糖尿病者の苦悩

β細胞機能が低下した人たちは本当に大変です．痩せているのに，社会からは一般の糖尿病患者と変わらない目線を浴びせられます．さらに減量の効果が期待できないということもつらいことだろうと思われます．
にもかかわらず，<u>多くの医師や栄養士がこうした患者さんに対してまで，エネルギー制限とバランス食の指導をするので，彼らは行き場を失っています</u>．

体重や病態に関係なく，同一のエネルギー制限，栄養バランスを患者に求める愚．これが我が国の栄養療法の現実です．

われています．ご存知のように食品交換表では，炭水化物の対総エネルギー比率が 60 ～ 65 ％とグローバルな観点からは「高炭水化物食」に分類されます．すでにご紹介したようなインスリン低分泌型の患者さんが，このような高炭水化物食を食べた場合，200mg/dl 以上の食後高血糖を呈することになります．

糖尿病の専門家にはあまり知られていないことですが，A1c 5.0 ～ 5.4 ％でありながら，普通の食事をすると食後血糖値が 200mg/dl を超えてしまう人々がたくさんいます．私は彼らのことを**「痩せた糖尿病予備軍」**（図 12，前頁）と呼んでいます．

■「痩せた糖尿病予備軍」の実態

75g ブドウ糖負荷試験（75gOGTT）は糖尿病が疑われる人達に実施される検査で，次のように判定されます．

【糖尿病型】
1）早朝空腹時血糖値 126mg/dl 以上
2）75gOGTT で 2 時間値 200mg/dl 以上
3）随時血糖値 200mg/dl 以上
【正常型】
4）早朝空腹時血糖値 110mg/dl 未満
5）75gOGTT で 2 時間値 140mg/dl 未満
【境界型】
糖尿病型にも正常型にも属さない場合

注 1）血糖値は，特に記載がない場合には静脈血漿値を示す．
注 2）正常型であっても 1 時間値が 180mg/dl 以上の場合，180mg/dl 未満のものに比べて糖尿病に悪化する危険が高いので，境界型に準じた取り扱い（経過観察など）が必要である．

私は先ほど「痩せた予備軍」という表現を用いました．予備軍とは正確には 75gOGTT で「境界型」と判定された人達のことを指します．しかし，**私が「痩せた予備軍」と呼ぶ多くの人達は，75gOGTT では「正常型」に分類される**

人が多いのです．75gOGTT の判定は「空腹時血糖値」と「2時間値」をもって判定されますが，彼らの大部分は「空腹時血糖値＜110mg/d*l*，2時間値＜140mg/d*l*」を満足するからです．ただし，1時間値＞180mg/d*l* を示します．そして，彼らの多くはわずかな炭水化物摂取で食後血糖値＞200mg/d*l* を呈します．これは日本糖尿病学会の分類でいえば「糖尿病型」に相当するのです．

にもかかわらず，多くの医師や栄養士がこうした患者さんに対してまで，エネルギー制限食や食品交換表に基づく高炭水化物指導をするので，彼らは行き場を失っています．そして，彼らの多くがネットに向かいます．彼らの主治医はインターネット上で活躍しているカーボカウント実践者です．体重や病態に無関係にエネルギー制限，共通の栄養バランスを患者に求める愚，これが我が国の栄養療法の悲しい現実です．

A1c 5.0～5.2％，BMI 18 と痩せ形のある糖尿病予備軍の男性が言った言葉が忘れられません．彼は次のように言いました．「私たち痩せた予備軍にとって，肥満した2型糖尿病患者さんはうらやましい存在です．もちろん彼らの減量の苦しみが大変であることは理解しているつもりです．でも彼らは『減量することができれば問題が解決される』という意味では，解決方法が示されています．しかし，私たち痩せた予備軍はどうすれば良いのでしょうか？『問題解決の方法が示されていない』という意味において，私たち痩せた予備軍には希望がありません．」

このような2型糖尿病患者の病態の多様性を考えるとき，糖尿病患者の病態によって，炭水化物比率を検討し，その患者さんにあった適正な栄養バランスを個別に検討していくことの大切さを，ここで皆さんにもう一度強調したいと思います．

3 痩せた2型糖尿病患者に対するバランス食の定義

これまですべての2型糖尿病患者に対して共通の栄養バランスを求める現行の栄養療法の問題点について論じてきました．ここではある痩せた2型糖尿病患者さんをご紹介しながら，彼らにとってのバランス食とは何か？ について考えて

みたいと思います．彼女は200X年Y月，A1c 12.5％，随時血糖406mg/d*l*で発症した2型糖尿病患者さんです．当初はランタス眠前10単位とヒューマログ毎食前6単位による強化インスリン療法を行い，退院時ランタス1回注射とアマリール1mgの併用療法（Basal supported Oral Therapy，BOT）へ変更になり，同年（Y＋5）月アマリール1mg/朝のみにて，A1c 5.4％と良好な血糖コントロールを保っています．彼女は強化インスリン療法からランタス1回注射療法に至る経験を通じて，食後血糖値を上昇させない「適切な炭水化物管理法」をマスターし，現在毎食およそ100g程度の米飯を摂っておられました．しかし，今回，第5章「4．混合食におけるエネルギー，蛋白質，脂質の血糖値への影響を検証する」でご紹介する実験に参加していただくにあたって，米飯160gを召し上がってくださいました．次に示すグラフ（図13）は，このとき彼女が経験した血糖応答です．

現在，A1c 5.4％である彼女の血糖値は1時間後には276mg/d*l*まで上昇し，「いったいどこまで上昇するのかと不安になった」と語ったほどでした．しかし，我が国には，彼女と同様に痩せたインスリン分泌低下型糖尿病でありなが

図13 症例紹介

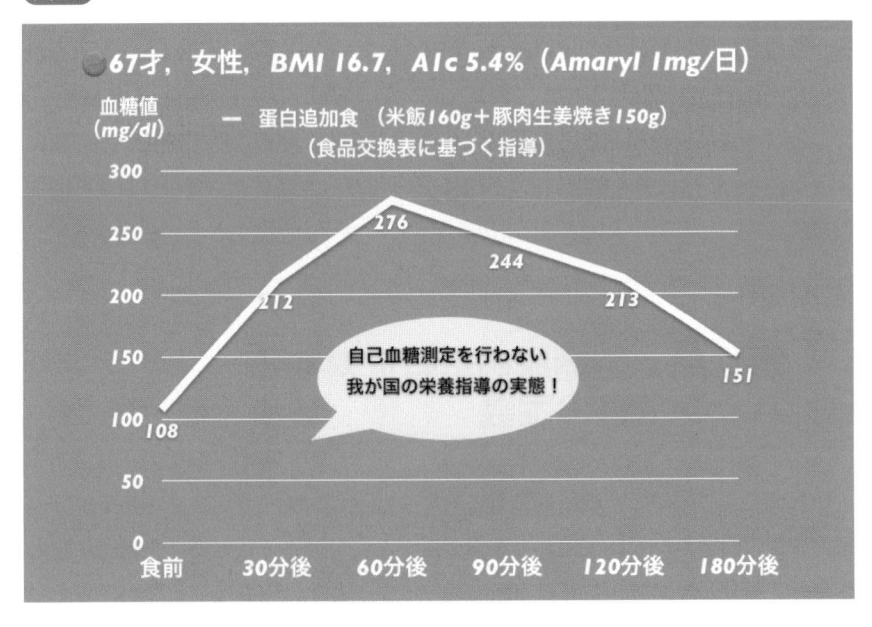

- 67才，女性，BMI 16.7，A1c 5.4％（Amaryl 1mg/日）
- 蛋白追加食（米飯160g＋豚肉生姜焼き150g）
  （食品交換表に基づく指導）

血糖値（mg/d*l*）
食前 108 → 30分後 212 → 60分後 276 → 90分後 244 → 120分後 213 → 180分後 151

自己血糖測定を行わない我が国の栄養指導の実態！

ら，食品交換表に基づく高炭水化物食指導を受けている人達がたくさんいることと思います．

しかし，このような事例をみればわかるとおり，インスリン分泌が低下した患者さんにとって最適な栄養バランスとは，食品交換表が示すような 60 ～ 65％の炭水化物比率ではなく，炭水化物制限食であるはずです．**我が国に病態を考慮した栄養指導が根付かない理由の 1 つは，現行の栄養指導に自己血糖測定が導入されていないからではないか**と考えます．

栄養士は食品交換表に従って栄養指導を行ったのなら，必ず米飯 150g での血糖応答をチェックし，その患者のインスリン分泌能を評価してほしいと思います．そして，わずか 150g の米飯で食後 1 時間値＞ 180mg/dl を呈した場合には，炭水化物制限を加えるべきか，食後血糖改善薬を追加するべきか，患者さんと話し合っていただきたいと思います（図 14）．

図14 我が国の栄養療法は変わらなければならない！

インスリン分泌低下型患者に対して，食品交換表の栄養バランスを適応することには多くの問題が存在する．
√ 非肥満型2型糖尿病
√ β細胞機能が低下している2型糖尿病
√ 痩せ形の予備軍（75gOGTT正常型，1時間値＞180mg/dl）

こうした人々に対して，食品交換表に基づく炭水化物指導を行わず，自己血糖測定に基づいて，その患者に合った炭水化物処方を指導すれば，A1c＞7%の患者の半数以上は 6.5%以下に改善するのではないか？

私の提言

初回栄養指導には必ず自己血糖測定を導入し，患者のインスリン分泌能を評価する．
標準的な炭水化物処方で，食後血糖値が制御できない場合には，炭水化物制限を強化するか，あるいは薬物療法の変更を考慮する

4 食品交換表の功罪

図15に,食品交換表の功罪についてまとめてみました.

図15 食品交換表の功罪

> 食品交換表:栄養療法のマニュアル化
>
> 糖尿病の栄養療法
> ライフスタイル・嗜好・食文化・患者の病態,薬物療法など,多くの要素が関わっている.
>
> 功:栄養療法の裾野は広がった.
>
> 罪:個別性を重視したり,
> 　　病態を考慮する能力を育成する機会を奪った.

第4章 ～スープ～ カーボカウントとは何か？

1 炭水化物だけをカウントする方法です (図16)

　カーボカウントは，従来の栄養療法とは異なり，炭水化物量はカウントしますが，エネルギーはカウントしません．今までずっとエネルギー制限を守るように指導されてきた患者さんの中には，このことがうまく理解できないという方もおられることと思います．血糖管理という観点からは，エネルギーをカウントする必要がない理由を，下の図16にまとめてみました．カーボカウントとエネルギー制限・バランス食との違いを，次のように説明することができま

図16 カーボカウントの一般原則

<u>単独で摂取した場合</u>，血糖値に影響する食物と血糖値に影響しない食物を明確に分けて考える．
- 蛋白質および脂質：血糖値にほとんど影響しない！
- 炭水化物：少量でも血糖値を上昇させる

したがって，血糖値への影響が大きい炭水化物をカウントし，蛋白質や脂質はカウントしない！

炭水化物摂取量でほぼ90%食後血糖値が決まる！

す．エネルギー制限食というのは，患者さん一人ひとりに合った弁当箱を用意し，それに詰められるだけの分量しか食べられません．それに対してカーボカウントはどうかというと，米飯，パスタ，ジャガイモ，かぼちゃなど炭水化物を詰めるお重の大きさだけ決めておいて，それ以外の料理についてはいくつお重に詰めても構わないという考え方で，つまり2段重ね，3段重ねの弁当も容認されることになります．ただ，この場合，食べられるだけ食べてよいという意味ではなく，自分の体重や脂質異常の有無などを考慮して，食材や弁当箱の量を**自分の責任**で決めていきます．つまり，**料理の選択について，エネルギー量に拘束されない自由な選択を任された分，患者一人ひとりに応分の責任が求められるようになります**．言い換えれば，食品交換表における医師―患者関係よりもずっと成熟した大人の関係が求められることになります．こうした自己管理能力に自信がないという方は食品交換表に基づく栄養管理を選択することができます．つまり，**どのように食べるかの決定権は患者一人ひとりに委ねられていて，栄養管理法を選択する自由が患者に与えられている点が，これまでの我が国の栄養療法ともっとも違う点**です．

2 炭水化物だけをカウントするだけで大丈夫ですか？

　私はいつも炭水化物をカウントすれば，血糖管理を行うことができることを，図17のような図を用いて説明しています．
　この図にもう少し詳細な説明を加えて図示すると，図18のようになります．
　図18のように，炭水化物はすみやかに消化吸収され，大循環系に入りますので，急激な血糖上昇をもたらします．一方，蛋白質は60～240分間かけてゆっくり消化され，アミノ酸となって吸収されます．アミノ酸は必須アミノ酸と非必須アミノ酸からなりますが，非必須アミノ酸の一部が肝臓の糖新生経路を経てブドウ糖となって大循環系に入ります．このため，血糖への影響は小さくなります．また脂質はさらに消化に時間をかけて，グリセロールと脂肪酸となっ

2. 炭水化物だけをカウントするだけで大丈夫ですか？

図 17 食物の血糖値に与える影響

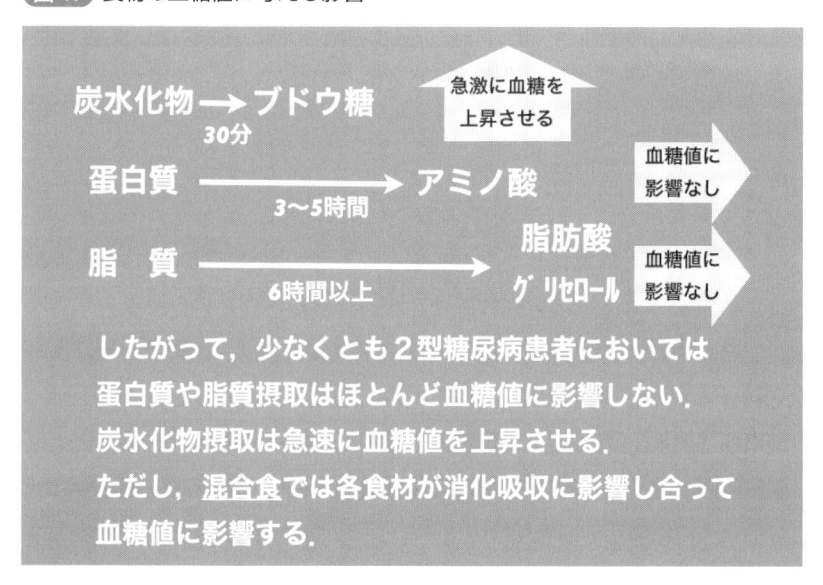

炭水化物 → ブドウ糖（30分）　急激に血糖を上昇させる

蛋白質 ——3〜5時間——→ アミノ酸　血糖値に影響なし

脂　質 ——6時間以上——→ 脂肪酸　グリセロール　血糖値に影響なし

したがって，少なくとも2型糖尿病患者においては蛋白質や脂質摂取はほとんど血糖値に影響しない．
炭水化物摂取は急速に血糖値を上昇させる．
ただし，混合食では各食材が消化吸収に影響し合って血糖値に影響する．

図 18 食物の血糖値に与える影響（さらに詳しく）

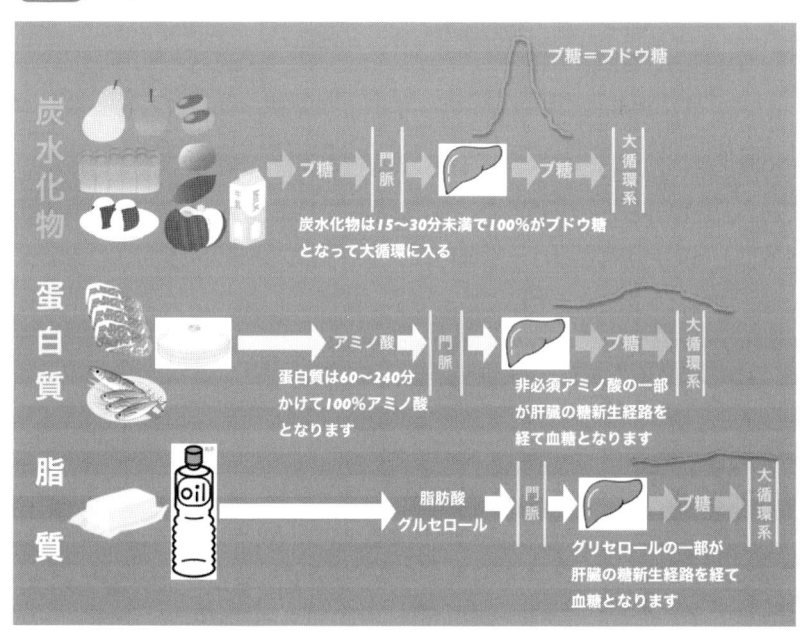

プ糖＝ブドウ糖

炭水化物 → プ糖 → 門脈 → 肝臓 → プ糖 → 大循環系
炭水化物は15〜30分未満で100%がブドウ糖となって大循環に入る

蛋白質 → アミノ酸 → 門脈 → 肝臓 → プ糖 → 大循環系
蛋白質は60〜240分かけて100%アミノ酸となります
非必須アミノ酸の一部が肝臓の糖新生経路を経て血糖となります

脂質 → 脂肪酸　グリセロール → 門脈 → 肝臓 → プ糖 → 大循環系
グリセロールの一部が肝臓の糖新生経路を経て血糖となります

て吸収されます．このうち，グリセロールだけが肝臓の糖新生経路を経てブドウ糖となりますが，血糖値への影響は蛋白質よりもさらに小さくなります．

しかし，医療者がカーボカウントに対して抱く懸念の中で一番多いのがこの「炭水化物をカウントするだけで大丈夫？」という疑問です．従来の栄養療法は「エネルギー制限」を前提に，理想的な栄養バランスを患者に求めてきました．そしてどちらかといえば，「脂質制限」に力点を置いてきたのではないでしょうか？　こうした指導をしてきた医療者にとって，炭水化物だけをカウントすればよいという考え方は到底容認できないことだろうと思います．

こうした疑問に対する私の回答は次のようなものです．カーボカウントは決して炭水化物だけをカウントして栄養バランスを無視しているのではありません．**血糖管理には「炭水化物制限」，体重管理には「エネルギー制限」，血中脂質管理には「脂質制限」**と，それぞれの栄養素の役割をしっかりと教えて，不必要な制限はしないように指導しているだけです．そして，**食生活の質を低下させるエネルギー制限を食事管理の中心から外しています**．食べる食材一つひとつのエネルギーをカウントしなくても減量は可能です．それは脂質を控えた食材選びや調理法を伝え，美味しい野菜料理の楽しみ方を伝えることで十分達成できます．その上，カーボカウントを実践していると，少しくらい食べ過ぎても血糖管理が改善してくるため，患者さんのモチベーションも高まってくるものです．エネルギー制限という方法にこだわる医療者は「糖尿病は患者の自己管理によって行われるものである」ということを忘れているのではないでしょうか？　糖尿病アウトカムの改善にとって大切なことは，患者のパフォーマンスが最大に発揮されるような指導を，患者と一緒に考えていくことです．はたしてはじめからエネルギー制限を望む患者がいるでしょうか？　答えは明白です．

3 エネルギー計算をしない理由

ここまで読み進んでこられた読者の多くはエネルギーと血糖値は関係しないことを理解してくださったことと思います．私ははじめて糖尿病と診断された

3. エネルギー計算をしない理由

患者さんに対して，糖尿病の食事療法を紹介する際，いつも心がけていることがあります．それは，「糖尿病の食事療法とは食べる量を減らして，美味しいものを我慢することではない」ということです．そして，「カーボカウントをマスターすれば，お腹いっぱい食べることと血糖管理とは両立できます．私は糖尿病患者さんにはなるべくたくさん食べていただきたいと思っています．そのために血糖値を上げずにたくさん食べる方法をマスターしてください」と伝えています．このような導入をすることで，患者さんの心理的負担を軽減することができますし，自己血糖測定を導入して，実際にエネルギー摂取量と血糖値が関連しないことを自ら体験することで，食事療法に対するモチベーションを高めることもできます．また医療者が患者さんに対して，血糖値を上げずにたくさん食べることを支援することで，良好な医療者―患者関係を構築することができると思います．

実験4　我が国に根深く存在する「エネルギー神話」に対する挑戦

我が国の医療者の間には「エネルギー信仰」が根深く存在しています．このエネルギー神話を打ち砕くため，次頁以降に示すような実験を組んで，医療界のタブーにも挑戦してみました〔詳細は第5章-4「【実験4】基準食，蛋白質追加食，脂質追加食での血糖応答比較」（67頁）で述べています〕．

次頁に示す図19は，炭水化物量が共通でエネルギー量がそれぞれ異なる3種類のメニューを食べて，30分ごと血糖値を測定した，ある患者さんの血糖応答です．

ご覧のとおり，エネルギー量はそれぞれ256kcal，554kcal，637kcalと大きく異なりますが，血糖曲線にはほとんど差がみられません．エネルギー管理は血糖管理にはあまり有効でないことがご理解いただけると思います．

もちろん，こうした経験を積むことの弊害も予想されます．カーボカウントはエネルギー制限をしないので注意しないと，ついついエネルギーオーバーになって，人によっては体重増加や脂質異常症をきたすことがあるかもしれません．しかし，私はそれらの弊害を差し引いても，エネルギー制限ではなく，カ

図19 3つのメニューにおける血糖応答

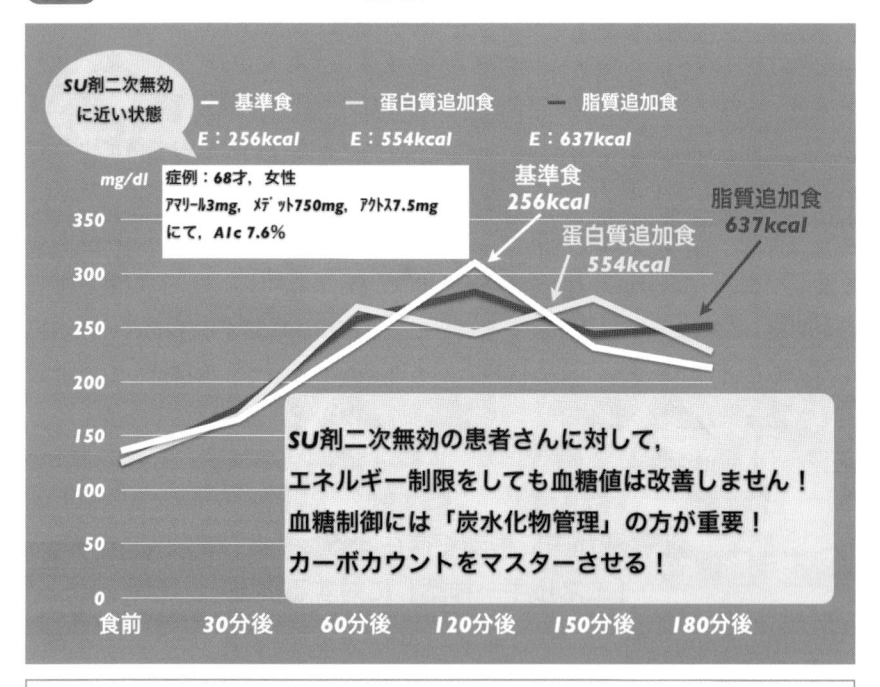

SU剤二次無効に近い状態
— 基準食 E：256kcal
— 蛋白質追加食 E：554kcal
— 脂質追加食 E：637kcal

症例：68才，女性
アマリール3mg，メデット750mg，アクトス7.5mg
にて，A1c 7.6%

SU剤二次無効の患者さんに対して，エネルギー制限をしても血糖値は改善しません！血糖制御には「炭水化物管理」の方が重要！カーボカウントをマスターさせる！

基準食：米飯160gのみ（炭水化物60g，エネルギー256kcal）
蛋白質追加食：米飯160g＋納豆50g＋豚もも肉100g＋油小さじ1
　　　　　　（蛋白質30g，脂質10g，エネルギー554kcal）
脂質追加食：米飯160g＋ベーコン3枚＋目玉焼き＋油小さじ1
　　　　　（脂質32g，蛋白質14g，エネルギー637kcal）

ーボカウントで栄養指導を行うことのメリットは大きいと信じています．その理由は何といっても血糖コントロールが大きく改善することによる患者さんのモチベーションの向上です．カーボカウントで血糖コントロールを改善した患者さんは血糖コントロールが不良であった頃と違って自信を取り戻しています．たとえ，懸念した通りに体重増加や脂質異常症が起こったとしても，それらを回避する方法をアドバイスすることで，彼らはきっとそれらの問題を解決

できるからです．

　我が国の2型糖尿病患者さんは肥満を伴わないインスリン分泌低下型が多いにもかかわらず，インスリン療法を行っていない患者さんの自己血糖測定が保険診療で許されていません．このため，患者さんが自分に合った炭水化物管理法を知る機会はほとんどありません．しかし，エネルギー制限よりも炭水化物管理の方が大切であることを教えるだけで，多くの患者さんの血糖コントロールが改善することを，私は日常的に経験しています．

4 カーボカウントと糖質制限食は同じではありません

　我が国においては「エネルギー制限」と「適正な栄養バランス」を重視した食品交換表を基本とした栄養療法が広く普及しています．これに対して，米国における栄養療法はカーボカウントが主流です．一方，最近，我が国では極端に糖質を制限する「糖質制限食」という栄養療法が注目されています．このため多くの人々がこの2つの栄養療法を混同しているようにみえます．しかし，この2つの栄養療法はもちろん同じではありません．

　毎年発表されるADAの栄養勧告によると，1986年以降「炭水化物＜60％，蛋白質12～22％，脂質＜30％」と発表されましたが，1994年以降には脂質と炭水化物の適正比率は撤廃され，蛋白質10～20％と，蛋白質の定義だけが残されました（このことの意義については後章で詳しく述べます）．ADAから発行されたComplete guide to carb countingには，一般の米国人の炭水化物摂取量が対総エネルギー比45～50％であることが紹介され，最近のADAの栄養勧告では蛋白質の対総エネルギー比率は10～20％であると定義しています．つまり，この比率に従うとすれば，蛋白質10～20％，炭水化物45～50％，脂質30～40％となります．しかし一方，肥満や中性脂肪高値を示す場合には，炭水化物比率を40％まで減量し，脂質比率を40％まで増量すると効果的であることが紹介されています（このとき対総エネルギー比20％未満まで単価不飽和脂肪を

増量すると記載されています).つまり,これらの記載を読む限り,ADAの考えるカーボカウントは40〜50％程度の中等度の炭水化物制限であって,決して40％以下の極端な炭水化物制限をめざしていないことがわかります.事実,前述の本の中でも炭水化物比率40％以下の炭水化物制限食の長期間にわたる有効性を証明する質の高い研究は存在しないというコメントを述べています.

以上のことを踏まえて,以下にこの2つの栄養療法の共通点と相違点をまとめてみました.

❶ 共通点

共通点は**「エネルギー制限をしない」**ということです.血糖値に影響する炭水化物をしっかりと管理し,何キロカロリーか？ はあまり問題にしません.

❷ 相違点

糖質制限食は,糖質を極端に制限することを前提としています.しかし,カーボカウントはエネルギーの代わりに炭水化物を管理する栄養療法であって,必ずしも炭水化物を制限するものではありません.インスリン分泌能に応じて,炭水化物摂取量を適切に管理することを指導します.炭水化物制限のみによる血糖管理を行うか,あるいは薬物療法を活用して血糖管理を行うか？ の選択は患者さんに委ねられます.

5 我が国にはカーボカウントが有効なインスリン分泌低下型糖尿病が多い

私はカーボカウントを始めたいという患者さんにお願いしていることがあります.それは2カーボ,3カーボ,4カーボの朝食を摂っていただいて,「食前」「食後1時間」「食後2時間」の血糖値を調べてもらうことです.こうすることで,その方の炭水化物処理能力を大雑把に評価することができます.こうした方法でみてみると,A1c＜6％の肥満を伴わない2型糖尿病患者さんの多くは3カーボ未満であれば,食後1時間値＜180mg/dl,2時間値＜140mg/dl をク

5. 我が国にはカーボカウントが有効なインスリン分泌低下型糖尿病が多い

リアーできますが，4カーボ以上ではこの基準をクリアーできない人達がたくさんいることがわかりました．特にBMI＜20の痩せ形の患者さんに限定すると，薬物療法を必要としない，A1c 5.0～5.9％の境界型糖尿病や軽症2型糖尿病の患者さんであっても，4カーボ（食パン6枚切り2枚，米飯160g）摂取で，食後1時間値＜180mg/dlをクリアーできる人はとても少数です．このことは，肥満を伴わない我が国の2型糖尿病には「インスリン分泌低下型」の患者さんが多いことを示しています．このような人達には，理論的上エネルギー制限よりもカーボカウントの方が効果的であることが予想されます．にもかかわらず，日本糖尿病学会も日本病態栄養学会もカーボカウントを正式な栄養療法として認めず，この結果肥満を伴わない，多くの糖尿病患者さんがいまだに不合理なエネルギー制限指導を受けていることは大変憂慮すべき現実であると考えられます．

第5章 〜主菜1 魚料理〜 血糖値が決まるしくみ

　これまでの章で,「エネルギーでは血糖値は決まらない」ということを繰り返し述べてきました．この章では生化学や生理学の知識を取り入れて，そのことをより深く理解していくことをめざします．

1 食物が身体の中で血糖に変わるまでのしくみ

　食物が血糖，すなわち血液中でブドウ糖になるまでの経過は栄養素によって異なります．また血糖値への影響の現れ方も栄養素によって異なります．
　だいたい以下の要因によって決まります．

A 胃腸で消化されるのに要する時間

　すなわち消化が速い食物は急激に血糖値を上げ，消化に時間のかかる食物はゆっくりと血糖に変わります．これは**早食いは高血糖を招く**ことを意味します．例えば，寿司のにぎり12貫（およそ6カーボ）を10分間で食べるのと，冷酒をちびちび酌み交わしながら，10分間に2貫ずつ，1時間かけて食べるのでは食後血糖値は大きく変わってきます．

　10分間で12貫食べたら，食後1時間＞200mg/dlを超える方でも1時間か

けて食べれば，食べ始めてから1時間後の血糖値は140mg/d*l*以下となるかも知れません．さらに適量の飲酒は肝臓からの糖放出を抑制することで，血糖値の上昇を抑えてくれるはずです．

B ブドウ糖へ変化する割合

胃腸で消化された食物はすべてブドウ糖に変化するわけではありません．ブドウ糖へ変化する割合が大きい食物は血糖値に大きな影響を与えるのに対して，ブドウ糖へ変化する割合が少ない食物は血糖値への影響が小さくなります．蛋白質や脂質はブドウ糖へ変化する割合が少ないため，血糖値をあまり上昇させません．

C 食形態

すなわち，細かく刻まれたり，すり潰されたりもの，果汁などは皮付きで丸ごと食べる場合より吸収されやすく，血糖値に大きく影響を与えます．

第2章でご紹介した「対決 砂糖とデンプン（おはぎ vs 白粥）」（19頁）で白粥の方が高血糖を示したことも，粥という食形態によって消化吸収が速まり，早食いが助長されたことも関与しているかもしれません．

2 「炭水化物摂取量」，「インスリン分泌能」，「インスリン抵抗性」からみた血糖調節のメカニズム

次の図20～26に，食後の血糖値の上昇→膵臓からのインスリン分泌→インスリン標的臓器（肝臓・筋肉・脂肪組織）へのブドウ糖の取り込み→血糖値の下降という一連の反応を，模式図で説明してみました．食後の血糖応答は，食事のエネルギーなどという抽象的な指標で考えるのではなく，図20～26

第5章 〜主菜1 魚料理〜 血糖値が決まるしくみ

図20 血糖調節のメカニズム ❶

人体をブドウ糖溶液の貯まった貯留槽に喩えます．3つのタンク（肝臓・筋肉・脂肪組織）が設置されていて，ブドウ糖が流入して，液面（血糖値）が上昇すると，インスリンが分泌され，タンクにブドウ糖を誘導し，常に一定の水位が維持されます．この際，タンク前面に設置されたフィルターの目詰まり状態によって「水はけ」の良し悪しが決定されます．
常にエネルギーを産生するため，タンク1（肝臓）からブドウ糖が水槽に供給されています．

- 食事中の炭水化物が流入する
- 食事
- フィルター（インスリン感受性）
- 水面＝血糖値レベル
- 膵臓のインスリン分泌能 ＝タンクへの吸引力（灰矢印）
- ブドウ糖溶液
- 筋肉（タンク2）
- エネルギー
- 肝臓からの糖放出
- 肝臓（タンク1）
- 脂肪組織（タンク3）

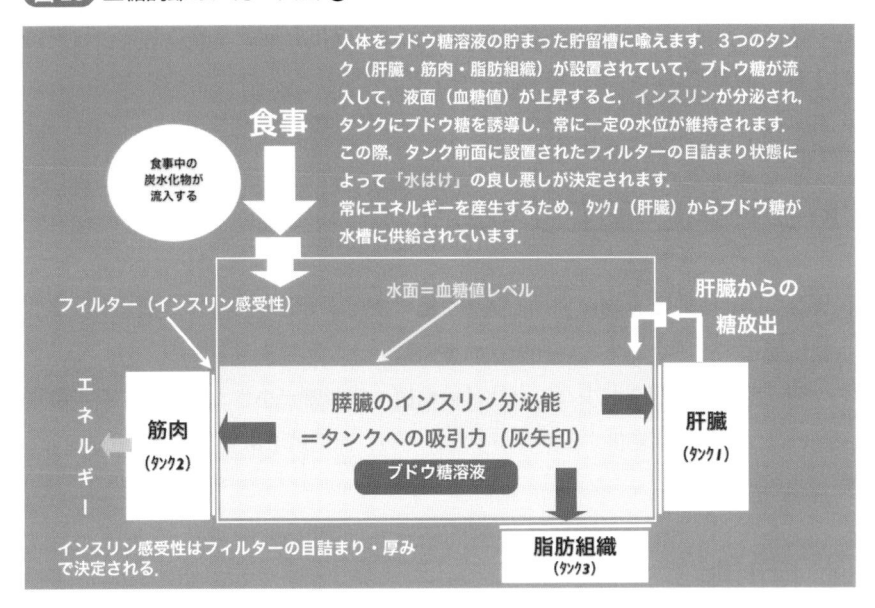

インスリン感受性はフィルターの目詰まり・厚みで決定される．

図21 血糖調節のメカニズム ❷

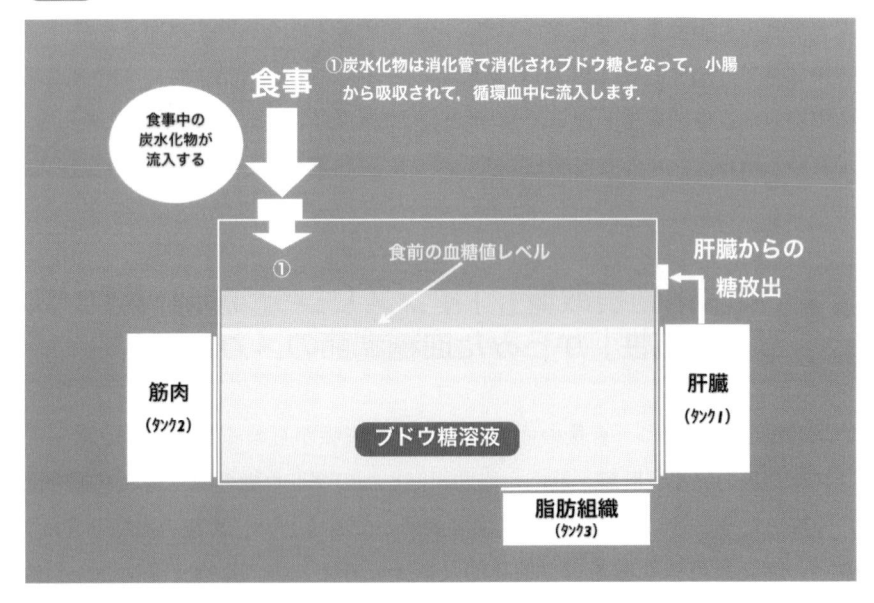

①炭水化物は消化管で消化されブドウ糖となって，小腸から吸収されて，循環血中に流入します．

- 食事中の炭水化物が流入する
- 食事
- ①
- 食前の血糖値レベル
- 肝臓からの糖放出
- 筋肉（タンク2）
- ブドウ糖溶液
- 肝臓（タンク1）
- 脂肪組織（タンク3）

2.「炭水化物摂取量」,「インスリン分泌能」,「インスリン抵抗性」からみた血糖調節のメカニズム

図22　血糖調節のメカニズム ❸

②ブドウ糖が流入して，水面が上昇すると，ただちにすい臓からインスリンが分泌されます．

③このインスリンは同時に肝臓からの糖放出も抑制します．

食事

③ 肝臓からの糖放出を抑制する

肝臓からの糖放出

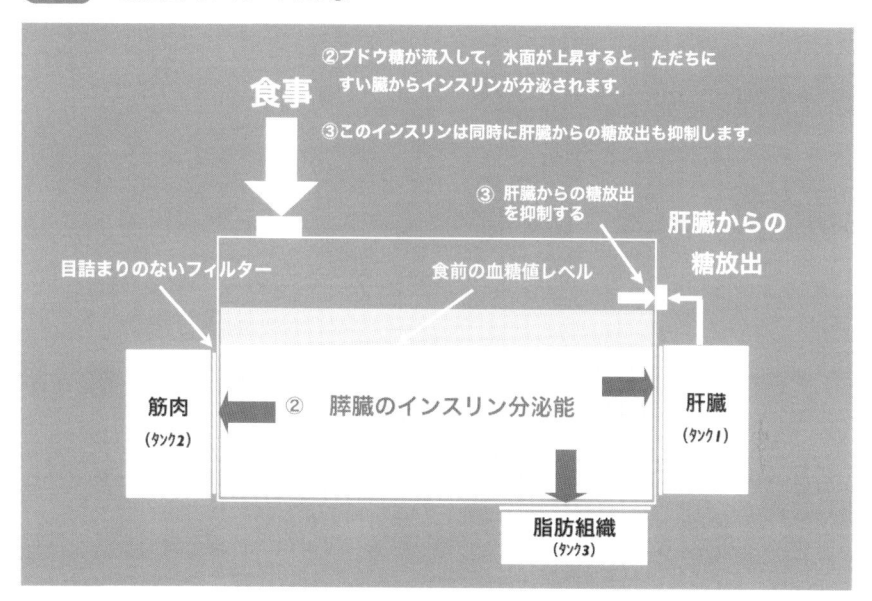

目詰まりのないフィルター　　食前の血糖値レベル

筋肉（タンク2）　　② 膵臓のインスリン分泌能　　肝臓（タンク1）

脂肪組織（タンク3）

図23　血糖調節のメカニズム ❹

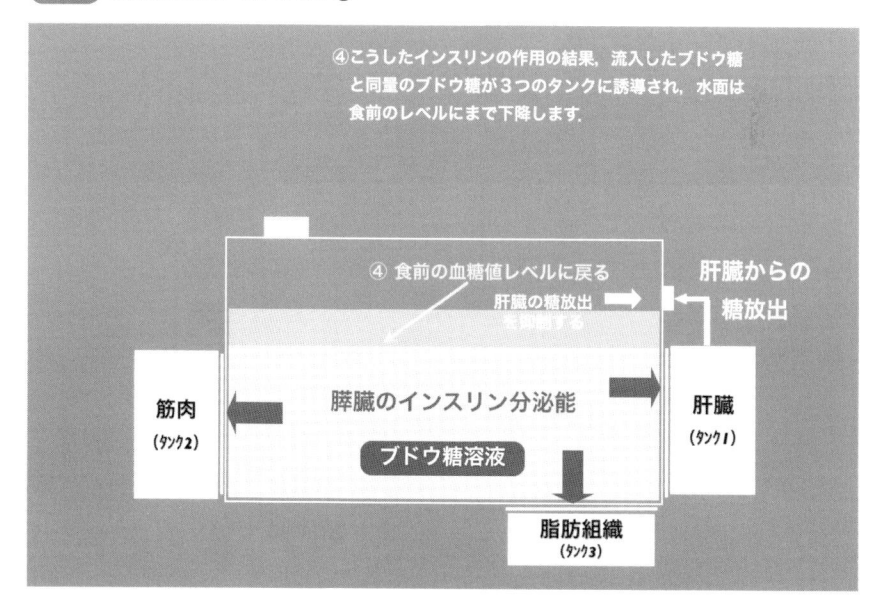

④こうしたインスリンの作用の結果，流入したブドウ糖と同量のブドウ糖が3つのタンクに誘導され，水面は食前のレベルにまで下降します．

④ 食前の血糖値レベルに戻る

肝臓の糖放出を抑制する

肝臓からの糖放出

筋肉（タンク2）　　膵臓のインスリン分泌能　　肝臓（タンク1）

ブドウ糖溶液

脂肪組織（タンク3）

第 5 章 〜主菜 1 魚料理〜　血糖値が決まるしくみ

図24　血糖調節のメカニズム ❺

⑤ブドウ糖によって，エネルギーを産生します．

肝臓からの糖放出を抑制する

肝臓からの糖放出

⑤エネルギー

筋肉（タンク2）

膵臓のインスリン分泌能

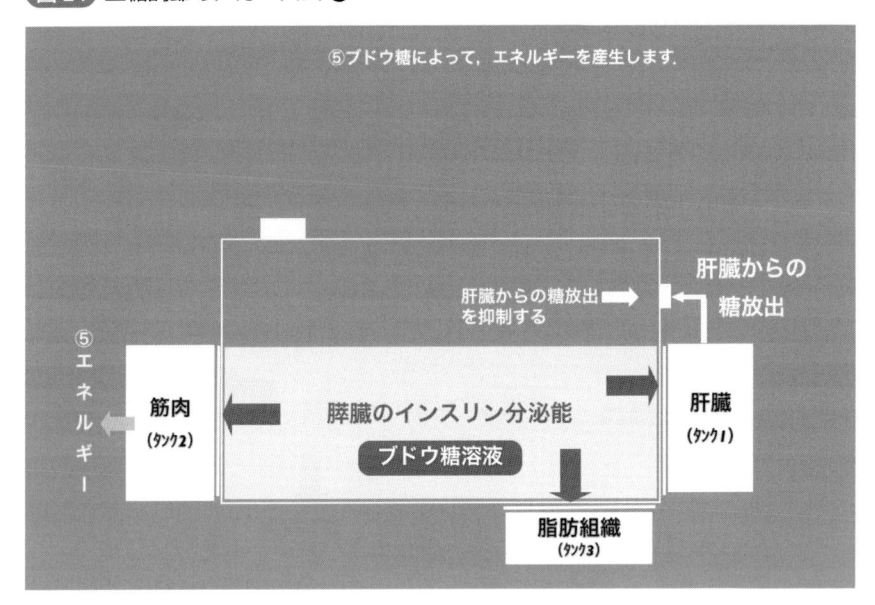

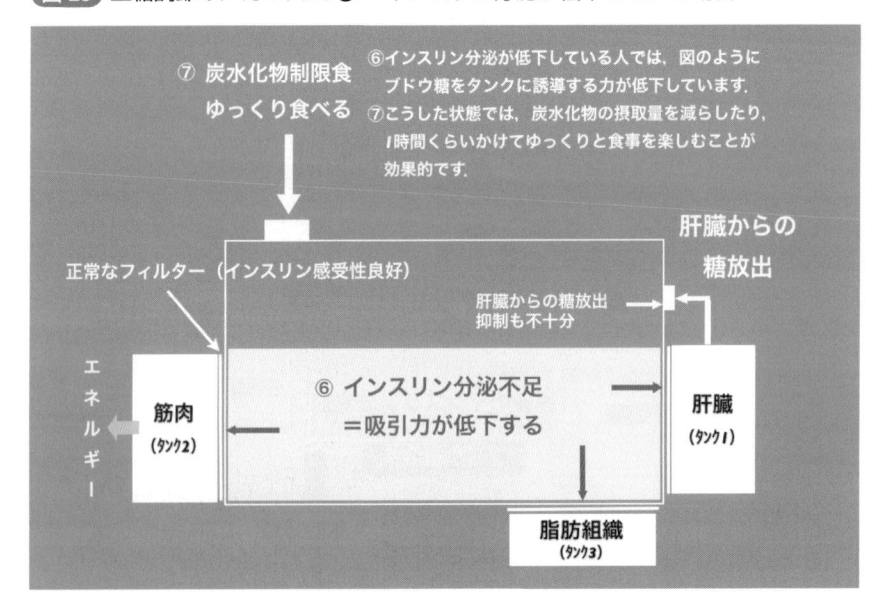

ブドウ糖溶液

肝臓（タンク1）

脂肪組織（タンク3）

図25　血糖調節のメカニズム ❻ ─インスリン分泌が低下している場合

⑦炭水化物制限食　ゆっくり食べる

⑥インスリン分泌が低下している人では，図のようにブドウ糖をタンクに誘導する力が低下しています．
⑦こうした状態では，炭水化物の摂取量を減らしたり，1時間くらいかけてゆっくりと食事を楽しむことが効果的です．

正常なフィルター（インスリン感受性良好）

肝臓からの糖放出抑制も不十分

肝臓からの糖放出

エネルギー

筋肉（タンク2）

⑥ インスリン分泌不足　＝吸引力が低下する

肝臓（タンク1）

脂肪組織（タンク3）

2. 「炭水化物摂取量」,「インスリン分泌能」,「インスリン抵抗性」からみた血糖調節のメカニズム

図26 血糖調節のメカニズム ❼ ―肥満してインスリン抵抗性が高い場合

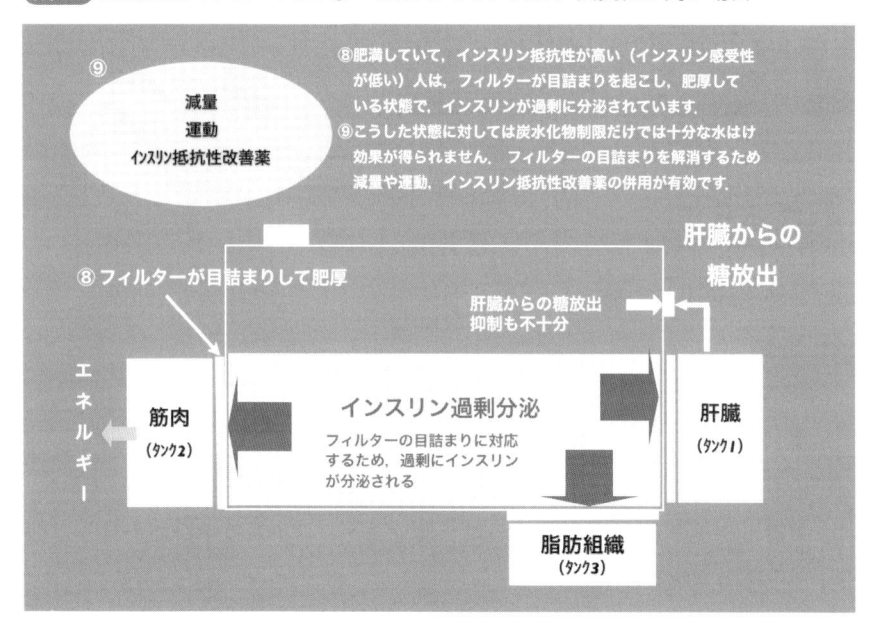

⑨ 減量 運動 インスリン抵抗性改善薬

⑧肥満していて,インスリン抵抗性が高い(インスリン感受性が低い)人は,フィルターが目詰まりを起こし,肥厚している状態で,インスリンが過剰に分泌されています.
⑨こうした状態に対しては炭水化物制限だけでは十分な水はけ効果が得られません.フィルターの目詰まりを解消するため減量や運動,インスリン抵抗性改善薬の併用が有効です.

⑧フィルターが目詰まりして肥厚

肝臓からの糖放出

肝臓からの糖放出抑制も不十分

エネルギー

筋肉 (タンク2)

インスリン過剰分泌
フィルターの目詰まりに対応するため,過剰にインスリンが分泌される

肝臓 (タンク1)

脂肪組織 (タンク3)

に示すような一連の反応で理解することが大切です.ただし,このシェーマは炭水化物のみを食べた場合を想定したモデルですので,実際の食生活においては,蛋白質や脂質,食物繊維,食物の調理方法などによる影響を考慮することが必要です.

インスリン抵抗性の原因としては遺伝的素因など,自分の意志ではコントロールできない場合もありますが,運動不足,肝臓や筋肉への脂肪沈着を含む内臓脂肪の蓄積がもっとも大きな原因と考えられています.このため炭水化物制限だけに頼らずに運動やダイエットにも励みましょう!

3 各栄養素の血糖値への影響
（エネルギーで血糖値が決まるわけではありません）

A 炭水化物

❶ 炭水化物の分類

■単糖類

1個の糖からできています．水によく溶け，甘味があります．

- ブドウ糖（グルコース）：穀物や果物に多く含まれ，エネルギー源として最も重要な糖質．
- 果糖（フルクトース）：果実やハチミツなどに含まれる単糖類．甘みは糖類中最高で砂糖の1.5倍．
- ガラクトース：乳糖の構成成分で，単独では存在せず，二糖類や多糖類の一部として存在する単糖類．

■二糖類，オリゴ糖

2～10個の糖からできています．少糖類は，結合数によって二糖類や三糖類などと呼ばれます．

- ショ糖（スクロース）：砂糖の主成分で，ブドウ糖と果糖が結合した二糖類．
- 麦芽糖（マルトース）：ブドウ糖が2個結合した二糖類．
- 乳糖（ラクトース）：ブドウ糖とガラクトースが結合した二糖類．
- オリゴ糖：ブドウ糖，果糖などの単糖類が2～10個程度結びついたものを総称してオリゴ糖と呼びます．

■多糖類

多数の糖からできている高分子化合物で，ブドウ糖のみで構成されている単純多糖類と2種類以上の単糖から構成される複合多糖類があります．

3. 各栄養素の血糖値への影響（エネルギーで血糖値が決まるわけではありません）

- ・デンプン：穀類や芋類に多く含まれ，ブドウ糖が多数結合した植物性の単純多糖類．
- ・グリコーゲン：動物の肝臓や筋肉に貯蔵される，ブドウ糖が多数結合した動物性の単純多糖類．
- ・ペクチン，マンナンなど：多数のガラクトースなどが結合した複合多糖類．

❷ それぞれの炭水化物の血糖値への影響の差異

■ブドウ糖

小腸粘膜から能動輸送によって速やかに吸収され，肝臓に取り込まれるブドウ糖はごく一部で，大部分が大循環に入るため，急速な血糖上昇をもたらします．

■デンプン

アミラーゼによって，速やかに100％ブドウ糖に分解されるため，急速な血糖上昇をもたらします．

■果糖

果糖は小腸粘膜から拡散作用によって運搬されるため，能動輸送によって吸収されるブドウ糖やガラクトースよりもかなり吸収に時間がかかります．このため，その大部分が肝臓に取り込まれ，直ちにグリコーゲンや中性脂肪に変換され，ブドウ糖となって大循環に入るのはごく一部に過ぎず，このため血糖値への影響は他の糖質よりも小さいと考えられています．また，果糖からグリコーゲンまたはブドウ糖に変換される割合はインスリン不足の程度に依存しており，インスリン不足の程度に応じて，果糖から変換されるブドウ糖の量が増加します．

■ガラクトース

ガラクトースは果糖と同様，肝臓にすみやかに取り込まれるため，ブドウ糖となって大循環に入るのはごく一部で，果糖と同様，血糖値への影響は小さいと考えられています．

第5章 〜主菜1 魚料理〜 血糖値が決まるしくみ

まとめ ▶

　以上より，果糖，ガラクトース，そしてガラクトースがブドウ糖と結合した乳糖は血糖値への影響が少ないといわれています．一方，でんぷんはブドウ糖のみに加水分解され，ほとんど肝臓に取り込まれることなく，大循環に入っていくため，ブドウ糖と同様に血糖値を大きく上昇させます．

実験❶ フルーツ＋牛乳 vs トースト1枚半＋珈琲（どちらも炭水化物45g）

　梨と牛乳，6枚切りトースト1枚半，エネルギーは異なりますが，この2つのメニューはどちらも炭水化物45g（3カーボ）です．投薬なし，A1c 5.2％，BMI 20.0の男性がこの実験に挑戦してくださいました．その結果は以下の図27に示したとおり，デンプンである「トースト」の方が，果糖＋乳糖（ブドウ糖＋ガラクトース）である「梨＋牛乳」よりもはるかに高血糖を呈しました．

図27 フルーツ＋牛乳 vs トースト1枚半＋珈琲（どちらも炭水化物45g）
ブログ"カーボカウントな日々"の「カーボ45g 記録会」より引用しています（http://castela.blog104.fc2.com/blog-entry-97.html）．

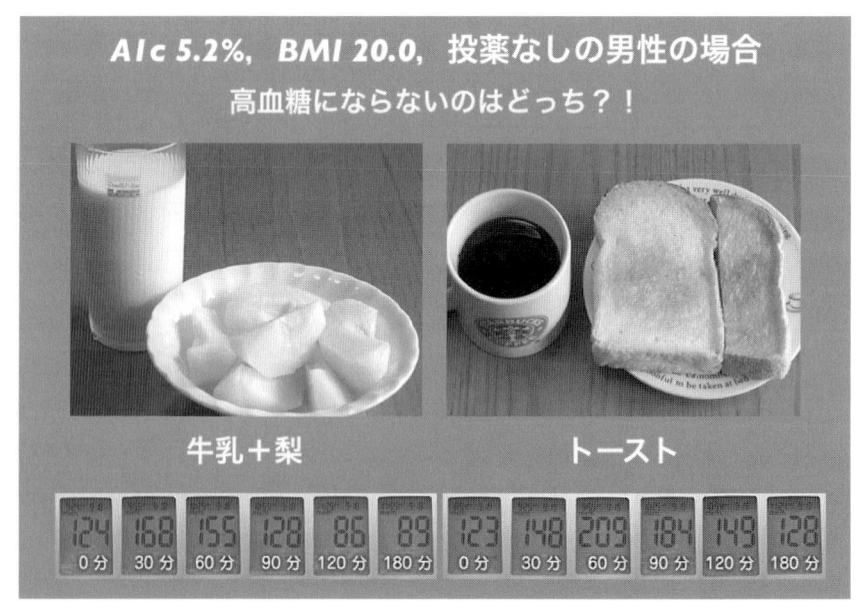

A1c 5.2％, BMI 20.0, 投薬なしの男性の場合
高血糖にならないのはどっち？！

牛乳＋梨: 124（0分）168（30分）155（60分）128（90分）86（120分）89（180分）

トースト: 123（0分）148（30分）209（60分）184（90分）149（120分）128（180分）

B 蛋白質

❶ 蛋白質の血糖値への影響

蛋白質はおよそ数時間でアミノ酸に消化され，小腸から吸収されます．アミノ酸には必須アミノ酸と非必須アミノ酸がありますが，必須アミノ酸は蛋白質合成や骨格筋のエネルギー源として利用されるので，糖新生（アミノ酸からブドウ糖を生成する反応）には用いられません．一方，非必須アミノ酸は小腸から吸収されたのち，肝臓の糖新生経路に入ってブドウ糖に生まれ変わり，血糖値に影響します．この際，内因性インスリン分泌が良好で，血糖コントロールも良好であれば，アミノ酸からの糖新生は20～30％程度で，健常者とほとんど変わりません．

以上のことをもう少し簡単にまとめると，以下のようになります．

蛋白質摂取は健常者および2型糖尿病患者の血糖値にはほとんど影響しません．一方，1型糖尿病患者の場合，大量の蛋白質摂取は血糖値を上昇させると記載されていますが，筆者は200～400kcal程度の蛋白質摂取では血糖値が上昇しない1型糖尿病患者を多数経験しています．

❷ 炭水化物を含まない高蛋白食に対する血糖応答

> **実験❷** 1型および2型糖尿病患者に対する
> 蛋白質負荷試験（豚しゃぶ試験）

豚しゃぶ試験とは，豚肉200g，豆腐1丁を野菜，きのこなどとともにしゃぶしゃぶで食べてもらい，その際食前，食後1時間，食後2時間，食後3時間，食後4時間と血糖測定をしてもらう試験です．この際，<u>1型糖尿病患者さんにおいては食前のボーラスインスリン（速効型，超速効型インスリン）を打たずに食べていただきました</u>．

■ 2型糖尿病患者の結果（図28）

4症例の内訳は，食事療法だけの患者さん，経口薬治療中の患者さん，経口

第5章 〜主菜1 魚料理〜 血糖値が決まるしくみ

図28 豚しゃぶ試験における血糖値の推移（2型DM）

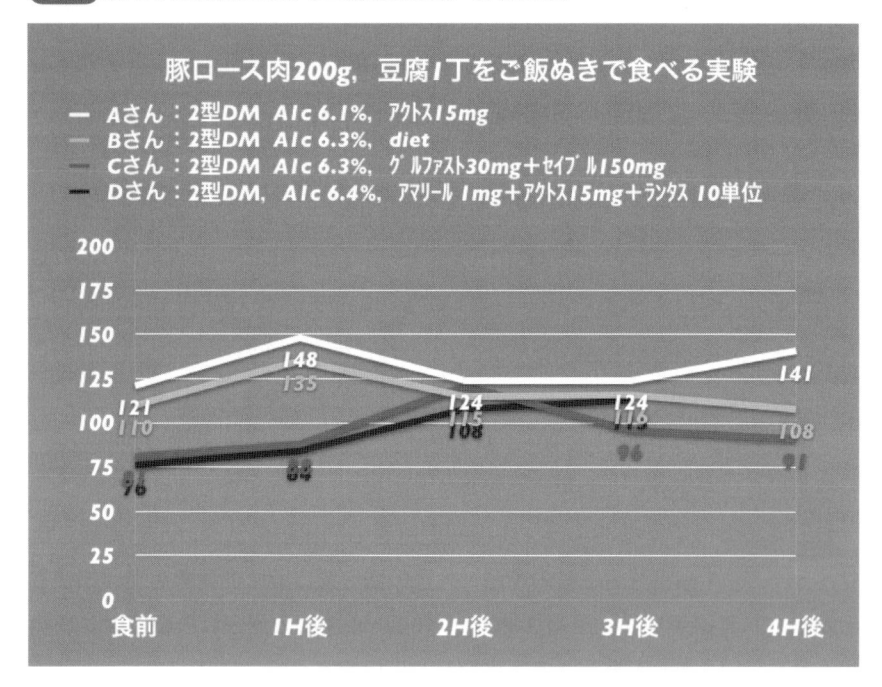

豚ロース肉200g，豆腐1丁をご飯ぬきで食べる実験
- Aさん：2型DM A1c 6.1%，アクトス15mg
- Bさん：2型DM A1c 6.3%，diet
- Cさん：2型DM A1c 6.3%，グルファスト30mg＋セイブル150mg
- Dさん：2型DM，A1c 6.4%，アマリール1mg＋アクトス15mg＋ランタス10単位

剤とインスリンの併用療法中の患者さんですが，いずれの場合も血糖上昇はほとんどみられません．

今回の被験者はいずれも A1c 6.1〜6.5％の症例を呈示しましたが，診断されたばかりのコントロール不良症例でも，ほぼ同様の結果が観察されます．したがって，「**炭水化物を含まない高蛋白質食はほとんどの2型糖尿病患者さんの血糖値を上昇させない**」と断言できると思います．

■ 1型糖尿病患者の結果（図29）

A1c 6.5〜7.6％の4名の患者さんの結果を示します．ご覧のように，Aさん，Bさんではほとんど血糖上昇がみられず，Dさんでは食後3時間以降，わずかな血糖上昇がみられ，Cさんでは2時間以降，明らかな血糖上昇が観察されました．このように1型糖尿病患者さんにおける炭水化物を含まない高蛋白

3. 各栄養素の血糖値への影響（エネルギーで血糖値が決まるわけではありません）

図29 豚しゃぶ試験における血糖値の推移（1型DM）

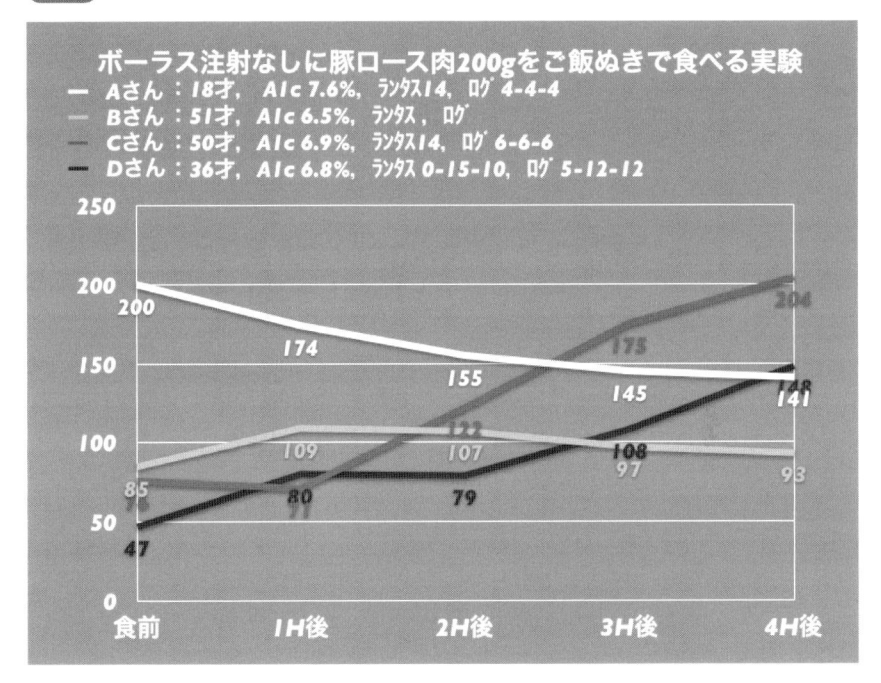

ボーラス注射なしに豚ロース肉200gをご飯ぬきで食べる実験
- Aさん：18才，A1c 7.6%，ランタス14，ログ 4-4-4
- Bさん：51才，A1c 6.5%，ランタス，ログ
- Cさん：50才，A1c 6.9%，ランタス14，ログ 6-6-6
- Dさん：36才，A1c 6.8%，ランタス 0-15-10，ログ 5-12-12

食に対する血糖応答は患者さんによってさまざまですが，血糖上昇がみられる場合でもその上昇は大変緩やかであることがわかりました．

まとめ

　以上の結果から，2型糖尿病患者さんでは炭水化物を含まない高蛋白質食ではほとんど血糖値が上昇しないことが確認されました．一方，1型糖尿病患者さんの場合は患者さんによって，さまざまな血糖応答が観察されましたが，4症例中，2例においてはまったく血糖上昇がみられず，上昇してもその上昇は緩やかであることが判明しました．ただし，蛋白質の代謝はインスリンの過不足状態で大きく影響を受けることから，血糖コントロールが著しく悪化していたり，インスリン不足状態（食前血糖値＞300mg/dl）にある1型糖尿病患者さんでは高蛋白食摂取後にも高血糖になるおそれがあるので注意が必要です．

第5章 〜主菜1 魚料理〜　血糖値が決まるしくみ

❸ 蛋白質のもう 1 つの生理作用

　炭水化物を蛋白質と一緒に摂取すると，炭水化物だけを摂取した場合に比べて，インスリン分泌が刺激され，食後血糖値の上昇を抑制する作用があることが認められています．そこで，次のような実験を行いました．

> **実験❸** 朝マック（ソーセージエッグマフィン＆ハッシュドポテト）vs トースト 1.5 枚

　ご覧のとおり，2 つのメニューは炭水化物量こそ，ともに 45g と共通ですが，総エネルギー量では朝マック 603kcal，トースト 280kcal と大きく異なります．にもかかわらず，エネルギー量の低いトーストの方がはるかに高血糖を呈しています（図 30）．こうした現象は蛋白質によるインスリン分泌刺激作用によっ

図 30 朝マック（ソーセージエッグマフィン & ハッシュドポテト）vs トースト 1.5 枚
ブログ "カーボカウントな日々" の「カーボ 45g 記録会」より引用しています（http://castela.blog104.fc2.com/blog-entry-97.html）．

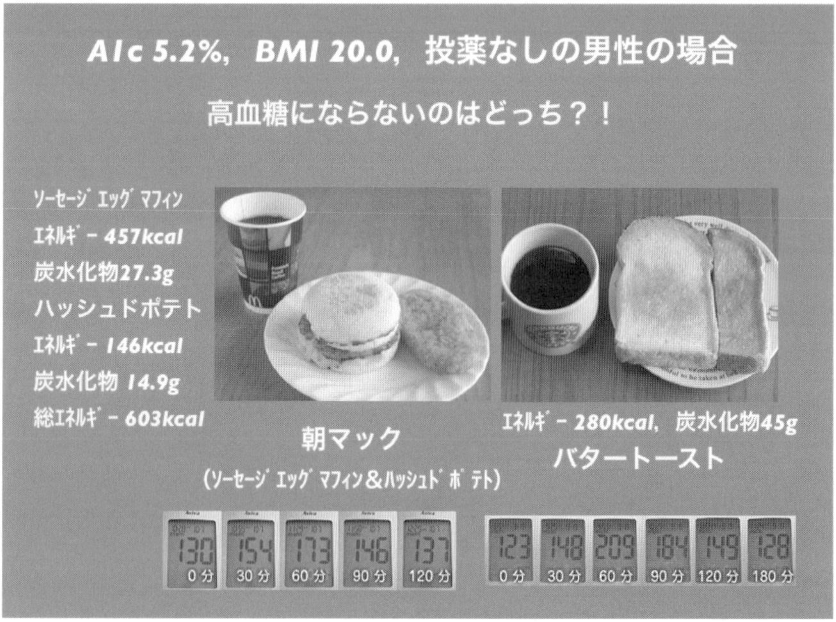

A1c 5.2%, BMI 20.0, 投薬なしの男性の場合
高血糖にならないのはどっち？！

ソーセージ エッグ マフィン
エネルギー 457kcal
炭水化物 27.3g
ハッシュドポテト
エネルギー 146kcal
炭水化物 14.9g
総エネルギー 603kcal

朝マック
（ソーセージ エッグ マフィン＆ハッシュド ポテト）
130 / 154 / 173 / 146 / 137
0分 / 30分 / 60分 / 90分 / 120分

エネルギー 280kcal，炭水化物 45g
バタートースト
123 / 148 / 209 / 184 / 149 / 128
0分 / 30分 / 60分 / 90分 / 120分 / 180分

3. 各栄養素の血糖値への影響（エネルギーで血糖値が決まるわけではありません）

て説明することができます．

少し難しい話になりますが，こうした蛋白質のインスリン分泌促進作用を正確に理解していただくために，Diabetes Care という米国の医学雑誌に掲載された論文の内容を，なるべく簡単にご紹介したいと思います．

この研究は蛋白質が2型糖尿病患者の血糖値に与える影響を検討することを目的として行われました．この実験に参加したのは未治療の2型糖尿病患者さん9名です．

実験方法はそれぞれ3種類の試験食を食べて，食前，食後30分，食後1時間，食後2時間，食後3時間，食後4時間，食後5時間の計6回血糖測定をしています．

試験食は①ブドウ糖50gだけを摂取する，②蛋白質50g（調理された，脂肪の少ないハンバーガー：生肉重量236g）だけを摂取する，③ブドウ糖50gと蛋白質50gをどちらも摂取する　の3通りです．

実験結果を以下の図31に示します．

図31 2型糖尿病と蛋白質（血糖値への影響）

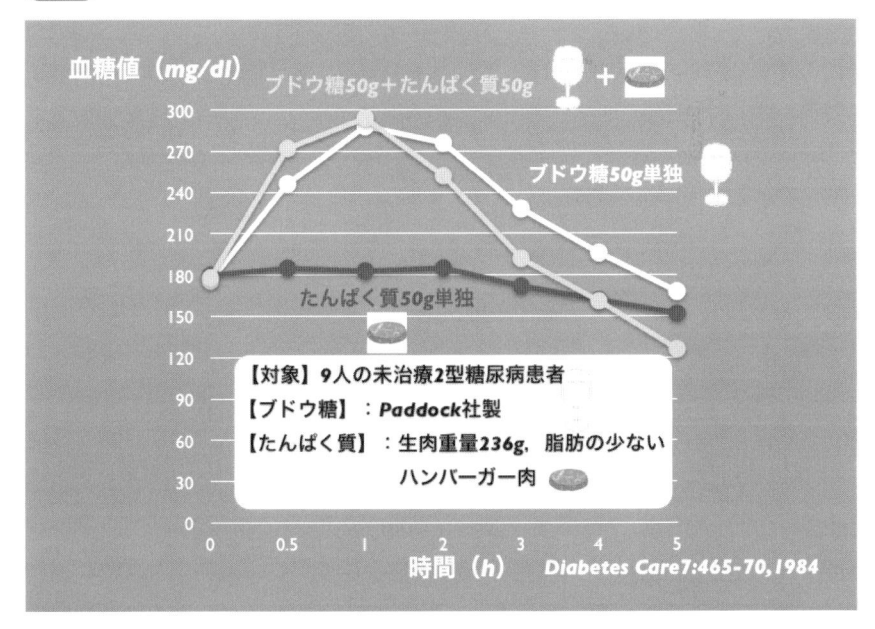

血糖値（mg/dl）

ブドウ糖50g＋たんぱく質50g
ブドウ糖50g単独
たんぱく質50g単独

【対象】9人の未治療2型糖尿病患者
【ブドウ糖】：Paddock社製
【たんぱく質】：生肉重量236g，脂肪の少ない
　　　　　　　　ハンバーガー肉

時間（h）　Diabetes Care 7:465-70, 1984

第5章 〜主菜1 魚料理〜 血糖値が決まるしくみ

　グラフに示されたとおり，蛋白質50gだけを食べたときにはほとんど血糖値の上昇はみられません．そして注目していただきたい点はブドウ糖50gだけを摂取した場合とブドウ糖50gと蛋白質50gの両方を摂取した場合を比較すると，両方摂取した方が食後1時間以降の血糖上昇が抑制されている点です．この論文の著者はこの現象を説明するために，血糖値と同時に血中インスリン値を測定し，次のような結果を添えています（図32）．

　ご覧のとおり，ブドウ糖単独摂取，蛋白質単独摂取の場合と比較して，その両方を摂取したときの方が，約2.5倍のインスリン分泌量が証明されました．また，グラフは示しませんが，ブドウ糖50gに加える蛋白質量を10g，30g，50gと段階的に増量した検討では，追加した蛋白質量に直線的に比例して，インスリン分泌量の増加が観察され，それに応じた血糖上昇抑制効果が確認されたと著者らは述べているのです．つまり，このことは「蛋白質をたくさん食べれば食べるほど食後の血糖上昇が抑制される」ということを意味します．

　そこで，同様の実験を計画し，患者さんに試していただいたので，その結果

図32　2型糖尿病と蛋白質（インスリン分泌への影響）

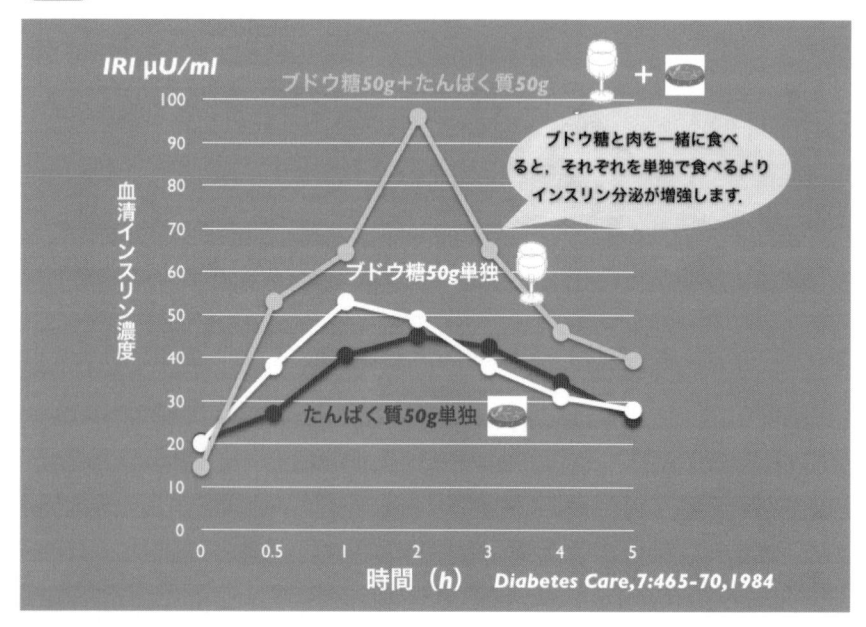

Diabetes Care, 7:465-70, 1984

3. 各栄養素の血糖値への影響（エネルギーで血糖値が決まるわけではありません）

をお示しします．この実験は，対象として「かけうどん（うどん1玉＋ネギ），これに50g鴨肉，100g鴨肉をそれぞれ加えた「鴨南蛮うどん」を食べていただいて，食前，30分値，60分値，120分値の血糖値を測定していただきました．結果を示します（図33）．

ご覧のとおり，鴨肉50gを加えた鴨南蛮うどんでは30分値がわずかに低下したように見えますが，明らかではありません．しかし，鴨肉100gを加えると，30分値241mg/d*l* → 171mg/d*l*，60分値205mg/d*l* → 138mg/d*l* とおよそ70mg/d*l* の血糖低下作用が観察されます．鴨肉100gにはおよそ23.6gの蛋白質が含まれ，この患者さんが召し上がったうどん1玉（日清食品冷凍）には55.8gの炭水化物が含まれますので，この患者さんの場合，炭水化物：蛋白質 ≒ 2：1の比率で食べると，このような血糖上昇抑制作用が期待できることになります．

こうした考え方は，食品交換表に基づくエネルギー制限食指導が広く普及している我が国で教育を受けた皆さんにとって信じられないことかも知れません．しかし，朝マック vs トースト対決の結果も，このような事実を知れば，

図33 かけうどん vs 鴨南蛮うどんの実験

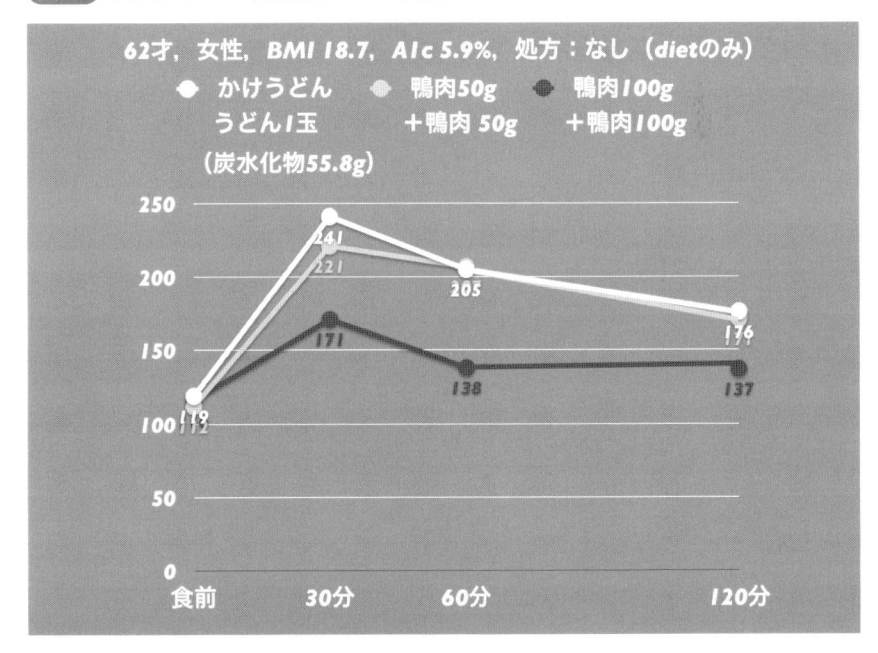

納得できるのではないでしょうか？

この論文の著者らはこうした蛋白質のインスリン分泌刺激作用は，特に肥満した2型糖尿病において顕著であると述べています．しかし，インスリン分泌低下型の2型糖尿病が多い我が国では，ぜひ活用したい作用ではないでしょうか？　筆者の外来に通う10名前後の患者さんが、この実験に挑戦してくださいました．その結果をみると，蛋白質のインスリン分泌刺激作用の発現にはある程度β細胞機能が残存していることが必要であるとわかってきました．しかし，その「ある程度」がどの程度であるのかについてはまだわかっていません．ご興味のある方はぜひこうした実験に挑戦してみてはいかがでしょうか？

❹ 糖尿病患者における高蛋白食の利点と問題点

■高蛋白食の利点

① 蛋白質摂取は血糖値にほとんど影響を与えません．
② 2型糖尿病患者においては，蛋白質を炭水化物とともに摂取すると，それぞれを単独で摂取するよりもインスリン分泌が刺激され，食後血糖を制御しやすくなります（Diabetes Care. 1984; 7: 465-70）．
③ 1型糖尿病患者においても，蛋白質は炭水化物よりもゆっくりとした血糖上昇をもたらすので，食後血糖値を制御しやすくなります．
④ 以上，低炭水化物・高蛋白食は血糖上昇を抑え，より安定した血糖管理を可能にします．

■高蛋白食の問題点

① 脂肪摂取過多，エネルギー過剰摂取になりやすいので注意が必要です．
② 高蛋白食の限界に関する十分なエビデンスが存在しません．
　エスキモーは総エネルギーの44％，オーストラリアの原住民族アボリジンでは総エネルギー80％という高蛋白食を摂っていたということを，高蛋白食の安全性の根拠にする意見もありますが，歴史も文化も遺伝的素因も異なる私たちにそれを当てはめることはやや乱暴な見解ではないかと思われます．

3. 各栄養素の血糖値への影響（エネルギーで血糖値が決まるわけではありません）

③ 40〜45％以上の高蛋白食は倦怠感，無気力をもたらすという報告があります（J Am Coll Nutr. 1985; 4: 437-50）．
④ 長期的な安全性が確立されていません．

■低炭水化物・高蛋白食についての筆者の見解

　以上述べてきた通り，高蛋白食には明らかに危険であるという科学的拠り所も，安全であるという科学的拠り所も，いずれも存在しません．したがって，皆さん一人ひとりが，担当医の意見も取り入れながら，最終的には自らの責任において選択していく他ありません．筆者はいつもそのようなスタンスで患者さんに説明していますが，その際，「**炭水化物の総エネルギー比は最低でも 30％ 以上摂った方が安全である**」と忠告しています．米国糖尿病協会は「**炭水化物の最低必要量は 1 日 130g 以上である**」とし，それ以下の極端な炭水化物制限を推奨していません．食生活は私たちの健康の要であり，あまりに栄養バランスの偏った食生活を長期間続けていると，食物繊維やビタミン，ミネラルが不足したり，大腸がんや予期しない病気を発症させるリスクも孕んでいます．血糖管理にばかり目を向けるのではなく，広い視点に立った賢い食生活を選択してほしいものです．

C 脂質

❶ 脂質の血糖値への影響

　食餌性脂肪は 1 分子のグリセロールと 3 分子の脂肪酸から構成されますが，これらのうちグリセロールだけが糖新生に用いられます．このため，脂質は単独で摂取した場合，三大栄養素の中で，もっとも血糖値への影響が小さな栄養素です．

❷ 揚げ物は食後血糖値を長時間"高止まりさせる"ので注意が必要

　脂質は単独ではほとんど血糖値に影響しません．しかし，炭水化物，蛋白質などとの混合食において食後血糖応答に大きな影響を与えます．脂質は食物の胃袋での滞留時間を延長し，消化吸収を遅らせることによって，食後血糖値の

ピークを遅らせ，また炭水化物による血糖上昇作用を持続させ，**"血糖値を長時間高止まりさせる作用"**がありますので注意が必要です．

たとえば，ポークソテーではほとんど血糖値への影響がありませんが，ポークカツレツ（トンカツ）では食後血糖値のピークを30〜60分遅らせ，食後血糖値が140mg/dl以下に低下するまでの時間を延長させます．さらに和食でしばしば食卓に並べられる天ぷらは食後血糖値のピークを1時間以上遅らせ，正常血糖値に戻るまで4時間以上を要することも稀ではありません．これはパン粉＋油脂，天ぷら粉＋油脂という"炭水化物＋大量の油脂"という組み合わせによる効果と考えられます．

外来で出会う患者さんから「我が家は野菜の天ぷらしか食べないので大丈夫です」などという言葉を聞きますが，サツマイモ，かぼちゃなどはそれ自体デンプン野菜である上，揚げる際に大量の油が染み込みます．天ぷらは長時間にわたって高血糖をきたす料理であることを肝に銘じておきましょう！

第7章「11．演習で学ぶカーボカウント」の「**E**脂質の消化吸収に与える影響を体験する」（112頁）の中で，実際の血糖応答例をグラフで示しています．

第5章のまとめ

1) **炭水化物**：血糖値を急激に上昇させます．
2) **蛋白質**：肉や魚，大豆はほとんど血糖値に影響を与えません．
3) **脂　質**：単独で摂取した場合，血糖値への影響がもっとも小さい栄養素です．しかし，炭水化物との比率には注意が必要です．

---

4 混合食におけるエネルギー，蛋白質，脂質の血糖値への影響を検証する

我が国ではほとんどすべての糖尿病患者さんがエネルギー量によって管理されています．担当医が交代したり，病院を変えたとき，皆さんは担当医から

4. 混合食におけるエネルギー，蛋白質，脂質の血糖値への影響を検証する

「あなたは今まで何キロカロリーの指示を受けていましたか？」と尋ねられるはずです．しかし，カーボカウントはエネルギー量を定義しません．**「炭水化物が食後血糖値を決定する」**というのがカーボカウントの基本的な考え方だからです．カーボカウントによる栄養指導を重視する医療者なら，あなたが摂るべき炭水化物量については指示しますが，あなたが摂るべきエネルギー量にまでは口を挟みません．「どれだけエネルギーを摂るべきか？」それを決めるのは患者さん自身であると考えるからです．

そこで，エネルギー管理を基本とする我が国の栄養療法を再考するため，あえて以下のような医療界のタブーに挑戦する実験を計画してみました．さらにこの実験によって，**「炭水化物量が共通の混合食における蛋白質と脂質の食後血糖応答への影響」**を検証しました．実験は以下のような内容です．

> 我が国に根深く存在する「エネルギー神話」を打破するために敢えて，こんなタブーにも挑戦しました！
> 実験にご協力くださった患者さん！
> 有難うございました．

実験❹ 基準食，蛋白質追加食，脂質追加食での血糖応答比較（図34）

2型糖尿病の患者さん達がこの実験に協力してくださいました．参加者は，次頁に示す3種類の朝食を10〜15分間かけて摂取し，それぞれ食前，30分後，60分後，90分後，120分後，150分後，180分後の計7回血糖測定を行います．内服薬のうち，食後血糖値に影響する薬剤は休薬して実験に参加していただきました（次頁）．

第5章 〜主菜1 魚料理〜 血糖値が決まるしくみ

図34 炭水化物量が同一の3種類のメニューを用いた試験

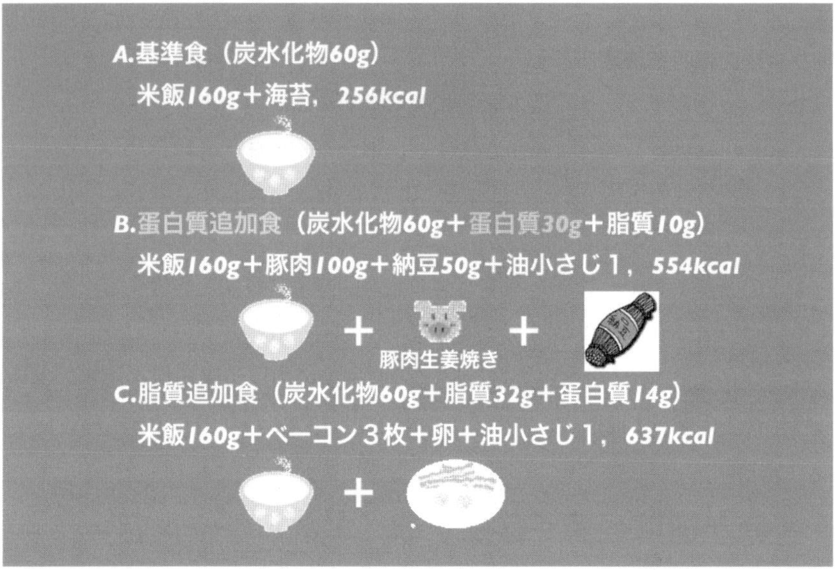

A. 基準食（炭水化物60g）
米飯160g＋海苔，256kcal

B. 蛋白質追加食（炭水化物60g＋蛋白質30g＋脂質10g）
米飯160g＋豚肉100g＋納豆50g＋油小さじ1，554kcal
豚肉生姜焼き

C. 脂質追加食（炭水化物60g＋脂質32g＋蛋白質14g）
米飯160g＋ベーコン3枚＋卵＋油小さじ1，637kcal

＜休薬していただいた薬剤＞
α-グルコシダーゼ阻害薬（ベイスン，グルコバイ，セイブル），グリニド系薬剤（スターシス，ファスティック，グルファスト），速効性および超速効型インスリン

　カーボカウントの観点からいえば，この3つのメニューはいずれも同様の血糖応答を示すはずです．そして，メニューBは蛋白質が血糖値に及ぼす影響を，メニューCは脂質が血糖値に及ぼす影響を検討することを目的としました．

　エネルギー量はそれぞれ256kcal，554kcal，637kcalと大きく異なりますが，皆さんはどのような結果を予想しますか？　まず，自分の頭で考えてから，次に示す実験結果を見てください．

　次頁からの図35〜37に，代表的な3症例の結果をお示しします．

4. 混合食におけるエネルギー，蛋白質，脂質の血糖値への影響を検証する

図 35 3つのメニューにおける血糖応答 ❶

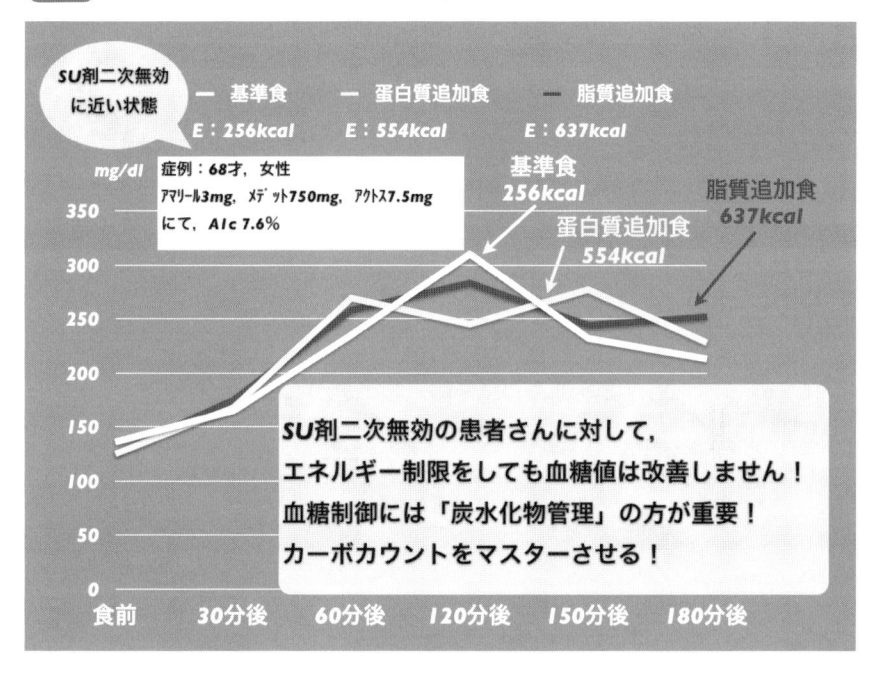

[図：3つのメニュー（基準食 E:256kcal、蛋白質追加食 E:554kcal、脂質追加食 E:637kcal）における血糖応答のグラフ。症例：68才、女性、アマリール3mg、メデット750mg、アクトス7.5mgにて、A1c 7.6%。SU剤二次無効に近い状態。横軸：食前、30分後、60分後、120分後、150分後、180分後。

SU剤二次無効の患者さんに対して，エネルギー制限をしても血糖値は改善しません！血糖制御には「炭水化物管理」の方が重要！カーボカウントをマスターさせる！]

　上の症例（図35）は20年以上の病歴をもつβ細胞機能の低下した60代女性で，アマリール3mg，メデット750mg，アクトス7.5mg服用でA1c 7.6%です．次頁上の症例（図36）は推定病歴8年のやや痩せ形の60代男性で，アマリール1mg，メデット750mg服用にてA1c 6.5%です．次頁下の症例（図37）はまだ発症1年未満の50代女性で，食事療法だけでA1c 6%をキープしておられます．

🔊 解 説

　このようにエネルギーが異なる3つのメニューですが，予想通り血糖応答は3つともほぼ同等の結果でした．上の図35の患者さんはすでにSU剤二次無効（膵臓のβ細胞機能が低下して，SU剤の効果が現れにくい状態のこと）に近い病態を呈している方ですが，120分値ではもっとも低カロリーのメニュー

第5章 〜主菜 1 魚料理〜 血糖値が決まるしくみ

図36 3つのメニューにおける血糖応答 ❷

― 基準食　― 蛋白質追加食　― 脂質追加食
E：256kcal　E：554kcal　E：637kcal

もっとも低カロリーの米飯のみがもっとも高血糖！

症例：66才，男性，BMI 20.8
アマリール1mg，メデット750mgにてA1c 6.5%

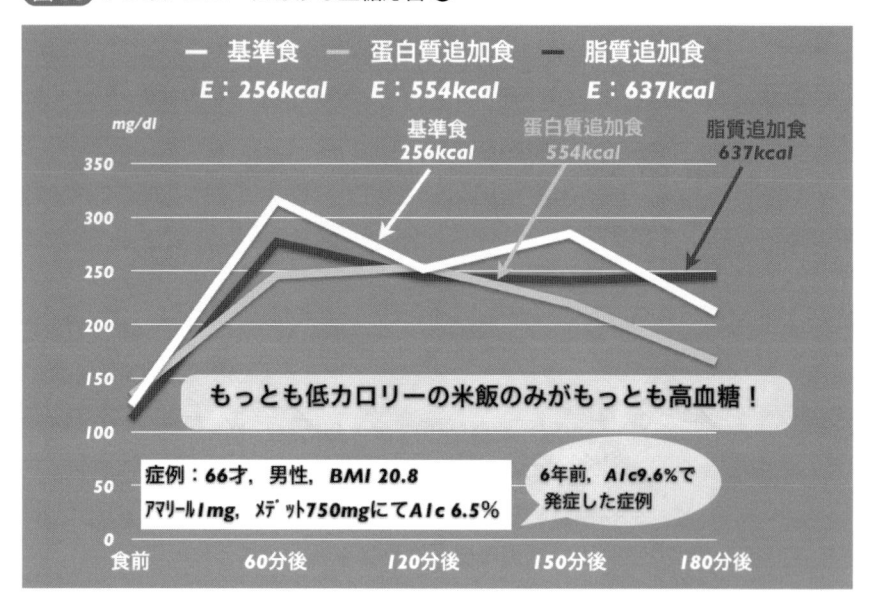

6年前，A1c9.6%で発症した症例

図37 3つのメニューにおける血糖応答 ❸

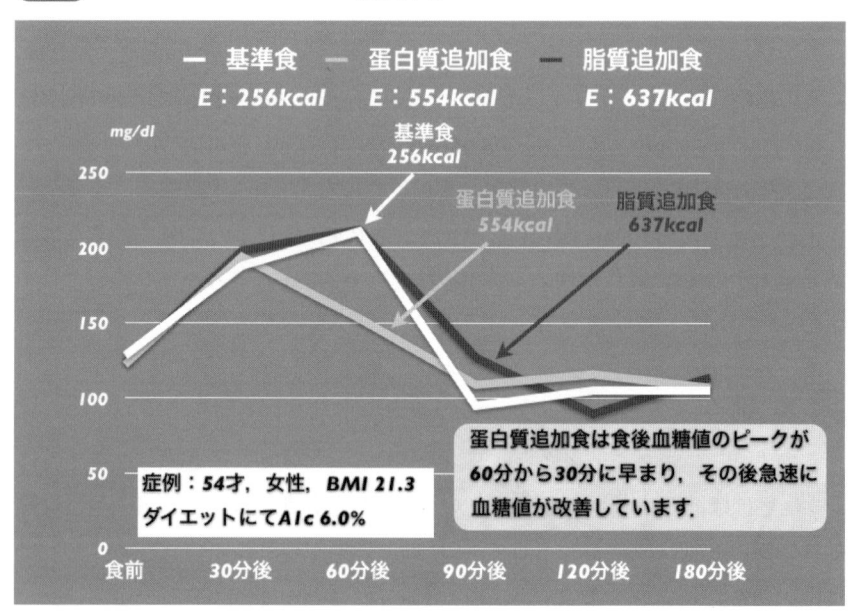

― 基準食　― 蛋白質追加食　― 脂質追加食
E：256kcal　E：554kcal　E：637kcal

症例：54才，女性，BMI 21.3
ダイエットにてA1c 6.0%

蛋白質追加食は食後血糖値のピークが60分から30分に早まり，その後急速に血糖値が改善しています．

Aが一番高血糖を呈し，蛋白質追加食はメニューAよりも70mg/dlほど低値を示しています．また180分値では脂肪追加食の血糖値がもっとも高止まりしていて，第5章で説明したとおりの結果を示しています．この患者さんから私たちが学ぶべき教訓は**「SU剤二次無効（膵臓のβ細胞機能が疲弊した状態）を呈していながらインスリン治療を希望しない患者さんに対して，エネルギー制限を指導しても決して血糖コントロールは改善しない」**ということです．

前頁の図36の患者さんは前々頁の図35と同様，もっとも低エネルギーの基準食が常に高血糖を示し，蛋白追加食は一番低い血糖値を示し，180分値で脂肪追加食が一番高血糖を示している点も，図35と共通した結果でした．

前頁の図37の患者さんも上の2症例とほぼ同様の結果ですが，もっとも顕著な特徴は蛋白質追加食における血糖応答です．この方の場合，蛋白質追加食の食後血糖ピーク値が30分に早まり，その後急速に血糖値が下降しています．

以上の結果から，以下の2点を強調したいと思います．

β細胞機能が低下した患者さんや痩せ型の患者さんに対しては，どんなにエネルギー制限を求めても血糖コントロールの改善は期待できないこと．それゆえ，血糖コントロール改善のためにはエネルギー制限よりも炭水化物管理教育の方がはるかに効果的です．

5 食物の血糖値への影響のまとめ

これまで繰り返し述べてきたように，食物の血糖値への影響は摂取エネルギーで決まるわけではありません．しかし，血糖値にもっとも強く影響するのが炭水化物であることは，皆さんにとって驚きの事実かもしれません．

しかし，それはそれぞれを単独で摂取した場合であり，実際の調理場面では炭水化物の調理形態によって吸収速度が変化したり，炭水化物が脂質で調理されることで吸収が遅延したりするので，混合食摂取後の血糖値を予測すること

はなかな難しいものです．

　その上，肝臓での糖代謝はインスリン過不足状態に依存していることから，内因性インスリン分泌が欠落した1型糖尿病では蛋白質摂取でも高血糖を生じることがあります．

　このように食物の血糖値への影響は，患者の病態によって，調理方法によって，それぞれ異なります．**したがって，丹念に毎日血糖測定を繰り返すことで自分の身体を知ることが，食事療法のスキルアップの一番の早道**となります．本書冒頭の「伝えたい10のメッセージ」の中で述べたように，すべての糖尿病患者にとって，自己血糖測定は自分に適した栄養療法のスキルアップにとって不可欠な要素となります．

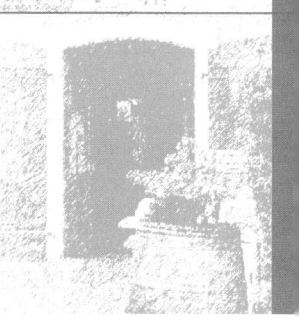

第6章
お口直し
granité

1. 糖尿病栄養療法とお国柄

　これまでの章で述べてきましたように，カーボカウントはインスリン分泌低下を伴う2型糖尿病に対しては有効ですが，肥満したインスリン抵抗性の強い糖尿病は炭水化物制限だけでは食後血糖値は十分に制御できません．つまり，カーボカウントは欧米の肥満した2型糖尿病よりも，日本の痩せた2型糖尿病に対して有効な栄養療法であると言えます．にもかかわらず，現実はどうかというと，食後血糖管理に対してあまり有効でない欧米において，カーボカウントが広く普及し，我が国においては未だに正式な栄養療法としてさえ認められていません．これは大変皮肉な現実と言えます．きっと皆さんもなぜこのような現実が生まれているのだろうか？　と疑問に思われるかも知れません．その理由について，私なりの考えを述べてみたいと思います．

　栄養療法というのは，その国の国民性や食文化を無視しては考えられません．米国のレストランで目にする，あの巨大なビーフステーキやハンバーガー，マクドナルドやスターバックスコーヒーのビッグサイズのドリンクカップを見ればおわかりのように，欧米では我が国よりもしっかりした分量を食べる習慣があります．したがって，エネルギー制限を前面に打ち出した栄養療法では彼らの理解を得にくく，十分な遵守率を確保できない．それよりも，血糖管理に直結する炭水化物管理を中心とした現実的な栄養療法の方が，彼らの国民性，食文化に適合しやすいと考えたからではないでしょうか？

第6章　お口直し

　それではなぜ，我が国は未だに高炭水化物・エネルギー制限を基本とした栄養療法に固執するのでしょうか？　その理由として，私は「我が国のバランス食信仰」を挙げたいと思います．バランス食という概念は半世紀以上の栄養療法の歴史を経て，比較的近年に確立された概念であり，我が国にはこのバランス食という概念に対して畏敬の念を強く抱いている医療者が多いのではないでしょうか？　さらに「食生活の欧米化が我が国の糖尿病患者を増加させた」という考えも根強く存在します．このような考えをもつ人々にとって，エネルギー制限をせず，栄養バランスを否定するかのようなカーボカウントの主張（カーボカウントの主張は「すべての糖尿病患者に共通の栄養バランスは存在せず，患者一人ひとりに応じて最適な炭水化物バランスを定義することが大切である」という立場なのですが…）は大変危険な栄養療法に見えるのかもしれません．

　さらに高炭水化物食を維持しようとする，もう一つの理由をあげるとすれば，炭水化物を中心に発達した，我が国固有の食文化を大切にしようとする考え方です．我が国の炭水化物摂取量は戦後減少してきているとはいえ，未だ60％と高く，45〜50％の米国とは大きく異なります．したがって，カーボカウントがこうした我が国固有の食文化を破壊してしまうのではないか？　という懸念を抱く方がいても不思議ではありません．1つの国の栄養療法は，その国の食文化に大きな影響を与える力があります．それ故，カーボカウントの普及促進のためには医療関係者だけでなく，栄養学者，料理研究家，文化人類学者なども加わって，多角的な議論を重ねることが必要なのかもしれません．確かに食生活の欧米化，ファーストフードレストランやコンビニの増加は高エネルギー・高脂肪食の増加を招くことによって，肥満者や糖尿病患者を増加させたかもしれません．しかし，筆者がこの本全体で訴えているのは，我が国の肥満を伴わない2型糖尿病患者に対する炭水化物比率の是正です．「エネルギー制限が重要な患者」と「炭水化物制限の方が重要な患者」の存在を同時に認めることはそれほど難しいことでしょうか？　患者によって，食品交換表とカーボカウントを使い分ける指導が，我が国においても早く実現して欲しいと切望しています．

2. 糖尿病栄養療法と医師-患者関係

　栄養療法は実は「医師-患者関係」の影響を強く受けます．患者の裁量権が高く，自己決定が尊重される欧米に比して，我が国には昔から「お任せ医療」という独特な医療文化が形成されてきました．カーボカウントという栄養療法はエネルギー制限，栄養バランスは自分の責任で行いなさいという暗黙の了解の上に成り立つ方法なので，患者に主体性が要求される方法です．それに比べ，エネルギー制限という方法はお任せ医療によくフィットするように思います．このように，日米の栄養療法の差異には，食文化，国民性，医師-患者関係など，サイエンス以外の多くの要因が関与しているのではないかと思われます．

3. フレンチ・フルコースは血糖値を上昇させない？！

　フランス料理はこれまで糖尿病患者さんにはあまり推奨されてきませんでした．その理由は高エネルギー・高脂肪料理であるからです．しかし，たとえ糖尿病と診断されたからといって，たまにはご家族や友人と一緒に，素晴らしい雰囲気の中で，フレンチのフルコースを楽しみたいものです．私は"フランス料理は糖尿病患者には良くない"という定説に対して，かねがね疑問を抱いていました．そこで，家内と2人で香川県高松市を旅行した際，たまたま瀬戸内海に面した，とても素敵なオーベルジュを訪ねる機会があったので，さっそく血糖測定器を忍ばせながら出かけることにしました．すると思いも寄らぬほど新鮮な結果が得られましたので，このコラムでご紹介したいと思います．

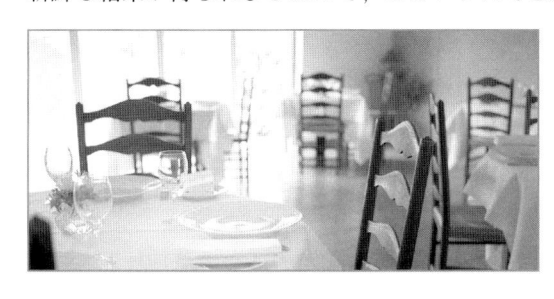

　写真はこのレストランのHPに使用されている室内の様子です．瀬戸内海の明るい日差しがいっぱい降り注ぐ，素敵な空間です．

まず当日のメニューをご紹介します．

赤ピーマンのムース　帆立貝とアボカドのマリネー添え
天然小鯛の香草ソテー　サラダ仕立て
地物黒アワビのステーキ　焦がしバターとエシャロットのソース
仔牛フィレ肉のソテー　赤ワインソース　完熟トマトのピュレ添え
デザート盛り合わせ

この他，自家製パン1個，アルコールは食前酒にキールロワイヤル1杯，その後ビールの中瓶を家内とシェアし，さらにグラスワイン1杯をいただきました．

<血糖測定>
食前血糖値：　　　　　125mg/dl
フィレステーキ終了後：　78mg/dl，再検して77mg/dl（前菜を食べ始めてから90分後）
デザート終了30分後：　87mg/dl

この結果をみて，どう思われますか？

フレンチのフルコースは高エネルギー料理なので，一般的に糖尿病患者さんには敬遠されがちです．しかし，今回の私の体験はそれを見事に打ち砕く結果でした．

確かにゆったりと時間をかけて食べたという点は配慮しなければならないと思いますが，高脂肪料理ですので，たとえゆっくり食べても一度上昇した血糖値は容易には下がらないはずです．フレンチ・フルコースは高エネルギーですが，蛋白質とバターが中心の料理で炭水化物が極めて少ないので，血糖値はほとんど上昇しないということではないでしょうか？　私の場合，かえって食後の血糖値の方が40mg/dl以上低下していました．

しかし，この日の血糖値が上昇しなかった理由はもう1つ考えられます．そ

れは食事と一緒に飲んだアルコールです．我が国では，お酒は糖尿病患者さんが飲んではいけないもののリストにあげられているようですね．しかし，一般にはあまり知られていないことですが，アルコールには肝臓からの糖放出を抑制して血糖値を下げる作用があります．今回の実験で，デザートを食べた後にも血糖値が上昇しなかった理由は，おそらくアルコールの血糖低下作用によるものと考えられます．あまりアルコールに強くない私にとって，この日のお酒は想像以上の血糖低下作用を発揮してくれたようです．

　今回の実験を通じて，私が得た教訓が3つあります．

1. フレンチ・フルコースは高エネルギー・高脂肪料理であるので，確かに糖尿病患者さんに推奨することには抵抗があります．しかし，誕生日，還暦，結婚記念日など，特別な日の料理としては"美味しくて，血糖値が上がりにくい料理"という意味では最適な料理と言えます．かぼちゃやポテトなどの食材に注意しながら，存分に楽しんでいただきたいものです．

2. 飲酒という行為は，炭水化物摂取に伴う血糖上昇を抑えてくれる反面，インスリン注射や血糖降下剤を服用中の方は，思いもよらぬ低血糖に十分注意する必要がありそうです．アルコールの作用をよく知らない患者さんが宴会のある日にインスリンを余計に打って出かけるという話を耳にしますが大変危険なことですので注意しましょう！

3. もしも強化インスリン療法を行っておられる患者さんがフレンチ・フルコースを召し上がる際には，ボーラス・インスリン（超速効型・速効型）を打つタイミングは「食前」ではなく，「デザート直前」で良く，その投与量は「デザート分をカバーするだけの量」で十分ではないかと感じました．

第7章 血糖管理のための栄養療法を始める

~主菜2 肉料理~

1 日本人の病態を考慮したカーボカウント

A カーボカウントの効果を左右する因子

❶ 肥満とインスリン抵抗性

　肥満の有無は栄養療法の効果に大きな影響を与えます．これまで繰り返し述べてきましたように，カーボカウントはその「患者のインスリン分泌能」に合わせて「患者に最適な炭水化物比率」を決定する栄養療法です．我が国の2型糖尿病の大部分は肥満を伴わない，インスリン分泌が低下した患者であり，それゆえ，食事の中に占める炭水化物比率を，低下した患者のインスリン分泌能に合わせるカーボカウントが有効であるというのが，本書の主張です．

　しかし，肥満した2型糖尿病患者におけるインスリン応答の特徴は「インスリン初期分泌の低下」と「インスリン分泌第2相の過剰応答」です[注1]．つま

注1) 食事を食べたときの膵臓からのインスリン分泌を2段式ロケットに喩えることができます．食事を開始した直後の急激な血糖上昇に対して，最初に第1エンジンが噴射して上昇した血糖値をすみやかに下降させる役割を担います．これが**「第1相インスリン分泌」**です．そして，その後に続く緩やかなインスリン分泌を**「第2相インスリン分泌」**といい，これがロケットの第2エンジンに相当する働きを担います．

り，食後の血糖上昇に対する初期のインスリン分泌が遅れ，この結果生じる食後1時間後の高血糖にインスリン分泌第2相の過剰応答が続きます．

　以下に肥満した患者さんにおける2カーボ〜4カーボの食事摂取に対する典型的な血糖応答を示します（図38）．

　グラフに示されるように，1時間値は炭水化物摂取に比例して高血糖を呈していますが，2時間値では3〜4カーボの差がほとんど消失します．場合によっては，1時間値では炭水化物摂取量に無関係に高値を示し，それに続くインスリン過剰分泌によって2時間値でも2〜4カーボの差が消失してしまう場合もあります．そのような例を次頁に示します（図39）．

　このような患者さんに対しては，少なくとも炭水化物制限だけでは食後1時間値を是正することは困難であることがご理解いただけると思います．

　このように**インスリン抵抗性を主たる病態とする肥満した患者さんにおいては，カーボカウントだけでは食後血糖管理が不十分である**ことがわかります．

図38 米飯試験からインスリン分泌応答を解釈する

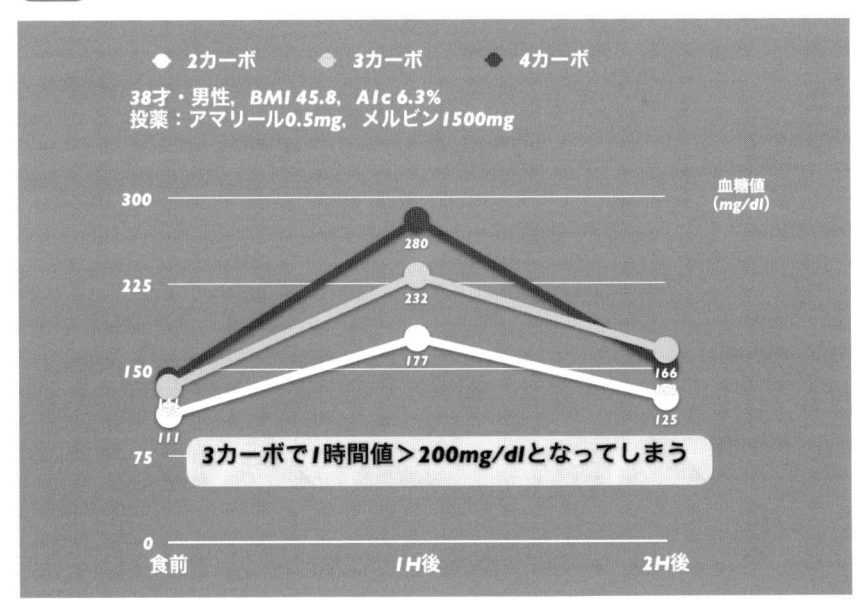

38才・男性，BMI 45.8，A1c 6.3%
投薬：アマリール0.5mg，メルビン1500mg

3カーボで1時間値>200mg/dlとなってしまう

第7章 〜主菜2 肉料理〜　血糖管理のための栄養療法を始める

図39 食パン試験からインスリン分泌応答を解釈する

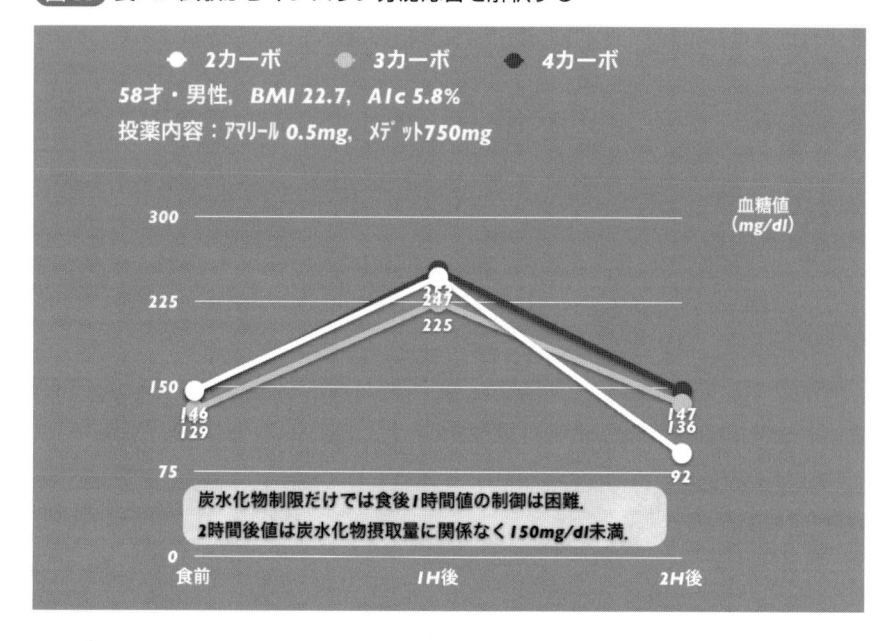

●2カーボ　●3カーボ　●4カーボ
58才・男性，BMI 22.7, A1c 5.8%
投薬内容：アマリール 0.5mg, メデット 750mg

血糖値 (mg/dl)

食前：146, 129
1H後：247, 225
2H後：147, 136, 92

炭水化物制限だけでは食後1時間値の制御は困難．
2時間後値は炭水化物摂取量に関係なく150mg/dl未満．

それではこのような人々はカーボカウントを行っても意味がないのでしょうか？　この疑問については本章「1-**A**-❸．病態別に見たカーボカウントの臨床的意義」（81頁）にて解説したいと思います．

❷ インスリン分泌能とカーボカウント

一方，インスリン分泌低下型の患者さんでは，次頁に示すようなパターンを呈します（図40）．

インスリン分泌低下型の患者さんでは，炭水化物摂取量がある限界を超えると，急に高血糖を呈するようになります．図40に示したように，2〜3カーボの炭水化物摂取では良好な血糖応答を示しながら，4カーボに増量された途端，急激な血糖上昇をきたしていることがわかります．

このように**インスリン分泌低下型の患者さんではカーボカウントによって食後血糖値を効果的に制御できる**ことがわかります．

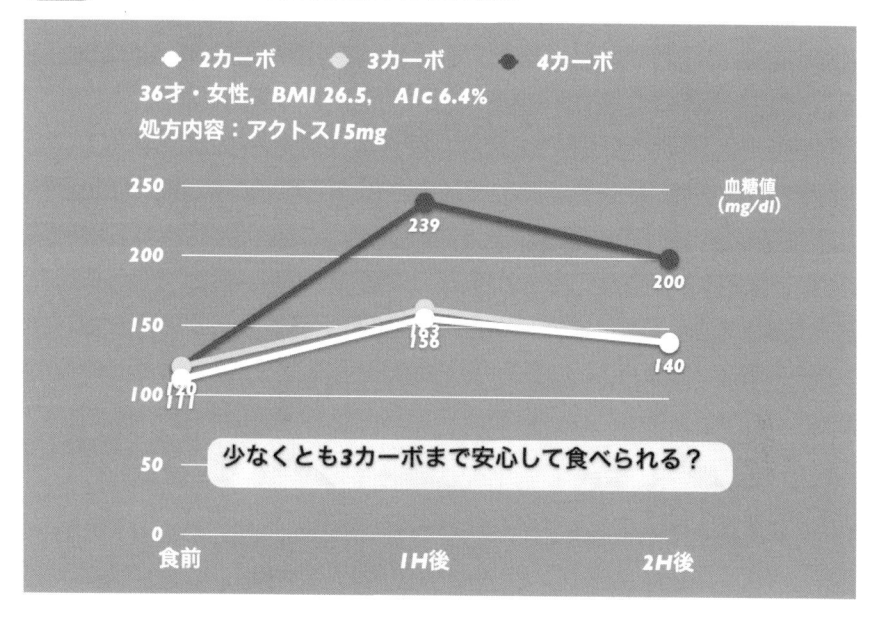

1. 日本人の病態を考慮したカーボカウント

図40 自分が食べられる炭水化物量の目安を知る

● 2カーボ　● 3カーボ　● 4カーボ
36才・女性，BMI 26.5，A1c 6.4%
処方内容：アクトス15mg

血糖値 (mg/dl)

250
239
200
200
150
158
140
100 120
111
少なくとも3カーボまで安心して食べられる？
50
0
食前　　　　1H後　　　　2H後

❸ 病態別にみたカーボカウントの臨床的意義

　このような事実より，筆者はインスリン分泌低下型の糖尿病とインスリン抵抗性型の糖尿病ではカーボカウントの臨床的な意義が大きく異なるのではないかと考えています．

　すなわち，肥満を伴わないインスリン分泌低下型の糖尿病におけるカーボカウントの意義は主として，炭水化物制限による食後血糖値の改善を介してA1c値を改善することです．これに対して，肥満を伴うインスリン抵抗性型の糖尿病における意義は，短期的には炭水化物制限による代謝効果（過剰なインスリン分泌の改善，中性脂肪の減少など脂質プロファイルの改善，血糖曲線下面積の減少[注2]）であり，中長期的な代謝効果としては体重減少や高インスリン血症の改善によって動脈硬化の進展を抑制する効果が期待されます．つまり，前者が主に「食後血糖値の改善」によるのに対して，後者は，食後血糖改善作用は不十分ながら，「代謝効果」が期待されるといえます．このようにインスリン

図41 病態別にみたカーボカウントの臨床的意義

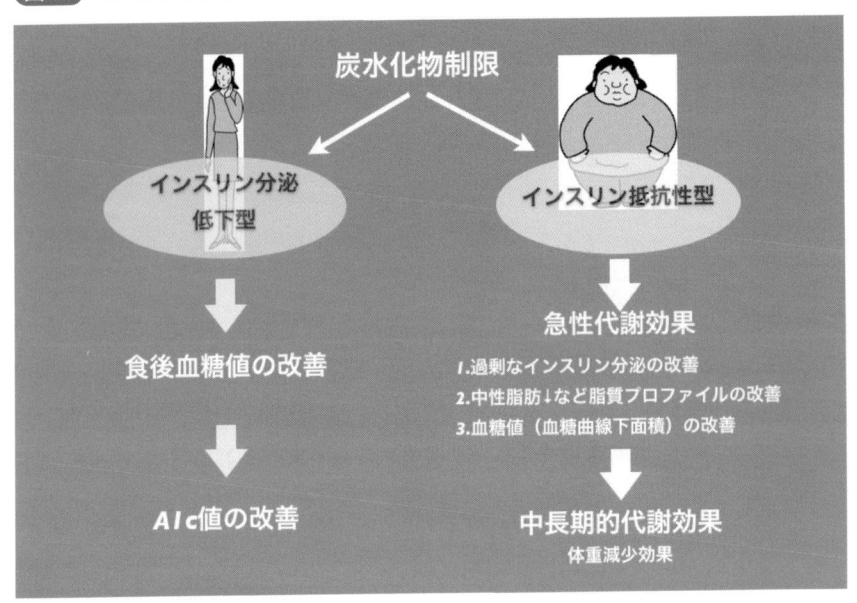

炭水化物制限

- インスリン分泌低下型
  - ↓
  - 食後血糖値の改善
  - ↓
  - A1c値の改善

- インスリン抵抗性型
  - ↓
  - 急性代謝効果
    1. 過剰なインスリン分泌の改善
    2. 中性脂肪↓など脂質プロファイルの改善
    3. 血糖値（血糖曲線下面積）の改善
  - ↓
  - 中長期的代謝効果
    体重減少効果

　過剰分泌の患者さんはカーボカウントの目先の効果である「食後血糖値の改善効果」を実感することはできないかもしれませんが，継続していくことの意義は決して小さくないと考えます．以上のことを上の図41にまとめました．

注2) Gannonらは炭水化物の急性代謝効果を研究するため，でんぷんの比率を変えた3種類の試験食（高炭水化物・高でんぷん食，通常炭水化物・通常でんぷん食，通常炭水化物・低でんぷん食）を被験者に摂取させ，1時間毎に24時間採血し，被験者の血糖応答・血漿インスリン応答を検討し（24時間の血糖値とインスリン濃度をプロットして，それぞれの曲線下面積を比較しています），これらが試験食に含まれるでんぷん量に比例していることを示しています．つまり，高でんぷん食では高血糖，高インスリン血症になることを報告しています（Diabetes Care. 1998; 21: 1619-26）．また，低脂肪・高炭水化物食と高単価不飽和脂肪・低炭水化物食の代謝効果を，無作為試験，crossover trial，同一エネルギーで比較した10の研究をまとめたメタ解析結果によると，高単価不飽和脂肪・低炭水化物食のグループでは，血糖コントロール，リポ蛋白分画を改善し，中性脂肪，VLDLコレステロールを減少させ，LDL-コレステロールを上昇させずにHDL-コレステロールをわずかに上昇させたと報告しています（Am J Clin Nutr. 1998; 67: 577S-82S）．

1. 日本人の病態を考慮したカーボカウント

表2 これからの栄養療法

肥満を伴わない2型糖尿病
カーボカウント（エネルギー制限は指導しない！）
肥満を伴う2型糖尿病
・エネルギー制限を前提とするバランス食（食品交換表）
または
・カーボカウント
BMI ＞ 30 の患者さんには対総エネルギー比 40 % の Low carb diet を勧める
糖尿病性腎症（eGFR ＜ 50mℓ/min/1.73m^2）
食品交換表

　したがって，私は非肥満例に対しては原則的にカーボカウントを優先し，肥満例に対しては，カーボカウントとバランス食のどちらを選択するか，患者さんとよく相談しながら決定していきたいと考えています．しかし，たとえ肥満がない患者さんであっても，腎機能障害を合併している方にはカーボカウントは勧めません（詳細は本章「13．腎障害とカーボカウント（重要なメッセージ）」（119頁）で述べています）．以上のことを上の表2にまとめました．

B 日本人の病態を考慮したカーボカウント（試案）

　これまで我が国の2型糖尿病は非肥満例が多く，インスリン分泌低下型が多いことを述べてきました．このような我が国の糖尿病患者の病態を考慮し，インスリン分泌能を中心に据えた私の考えるカーボカウント試案を図5に示します．インスリン分泌能を評価する方法は色々ありますが，一番簡単で，実践的な方法は炭水化物摂取に対する血糖応答をみることです．

　日本糖尿病学会が発行している科学的根拠に基づく糖尿病診療ガイドライン（改訂第2版）によると，以下のように記載されています．すなわち，「最近の米国，カナダ，ヨーロッパなどの欧米のガイドラインでは炭水化物の摂取を 50（45）～ 60 % としており，RCT を解析した近年の EBM に基づく勧告では

55〜65％が提案されているが，日本国内におけるエビデンスは未だ乏しく，また摂取下限に関するコンセンサスが得られていない現状では60％を超えない程度とすることが望ましい」．つまり，"炭水化物制限がどこまで許されるのか？ という基準すら存在しない"のです．このように「EBM（臨床疫学を駆使した臨床研究に基づく医療）が発達した現代においても，糖尿病栄養療法に関するエビデンス（科学的根拠となる指針）は信じられないくらい少ない」という現実を，糖尿病医療に携わる私たちは謙虚に受け止めるべきだろうと思います．

■炭水化物摂取比率による栄養療法の分類

このような事実を背景に，筆者は総エネルギーに対する炭水化物比率を図42のように7つに区分し，栄養療法の炭水化物処方を次頁の4つに分類しました．

図42 日本人の病態を考慮したカーボカウント（試案）
ボーラスインスリン使用中の患者を除く．

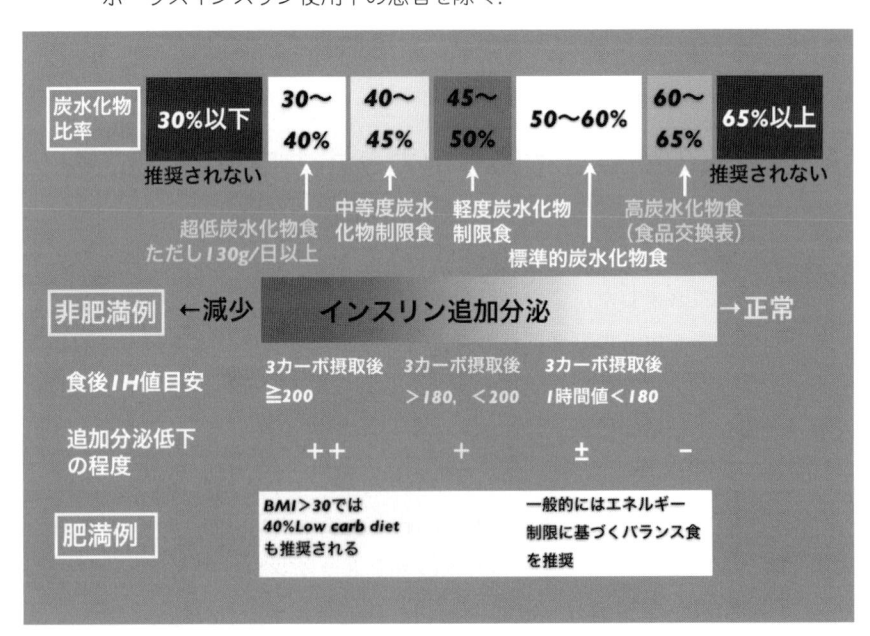

炭水化物比率	30％以下	30〜40％	40〜45％	45〜50％	50〜60％	60〜65％	65％以上
	推奨されない	超低炭水化物食 ただし130g/日以上	中等度炭水化物制限食	軽度炭水化物制限食	標準的炭水化物食	高炭水化物食（食品交換表）	推奨されない

非肥満例 ←減少　インスリン追加分泌　→正常

食後1H値目安：
- 3カーボ摂取後 ≧200
- 3カーボ摂取後 >180, <200
- 3カーボ摂取後 1時間値<180

追加分泌低下の程度： ++ ／ + ／ ± ／ −

肥満例
- BMI>30では40％Low carb dietも推奨される
- 一般的にはエネルギー制限に基づくバランス食を推奨

1. 日本人の病態を考慮したカーボカウント

> - **高炭水化物食**：炭水化物比率 60～65％で，食品交換表はこれに相当します．
> - **標準的炭水化物食**：炭水化物比率 50～60％で，欧米のガイドラインに相当します．
> - **低炭水化物食**：炭水化物比率 40～50％で，米国で広く指示されている栄養療法です．
> - **超低炭水化物食**：炭水化物比率 30～40％で，炭水化物を強く制限した栄養療法です．

（米国糖尿病協会は最低でも **130g/日以上** 炭水化物を摂取するように勧告しています）

　米国糖尿病協会は 30％以下の炭水化物制限を推奨していません．また 65％以上の高炭水化物食も現在の医学的常識からみて推奨できないと考えられます．

　このように比較してみると，我が国の食品交換表の 60～65％という炭水化物比率がグローバルな観点からみて，いかにハイカーボ（High Carb）な栄養処方であるかがご理解いただけると思います．我が国の 2 型糖尿病患者の実態からみて，このような高炭水化物食に耐えられる患者さんは極めて少ないのではないか？　というのが筆者の主張です．

■インスリン追加分泌能からみたカーボカウント
（非肥満例におけるカーボカウント）

　インスリン分泌能を評価する方法には血中 CPR（C-ペプチド）やインスリン値を測定したり，24 時間蓄尿で尿中 CPR を測定するなど，さまざまな方法がありますが，一番簡便で，実践的な評価方法は **「炭水化物摂取に対する血糖応答」** をみることです．速効型インスリン注射や α-グルコシダーゼ阻害薬（グルコバイ，ベイスン，セイブル）を服用していない患者さんでは通常食後 1 時間値がピークを示し，2～3 時間で正常に復します．筆者は，これまでの経験から **「3 カーボ摂取後の食後 1 時間値」**（表 3）を基準にして，「インスリ

表3 3カーボ摂取後の食後1時間値

3カーボ摂取後の 食後1時間値	インスリン追加分泌能	望ましい炭水化物比率
160mg/dl 以下	良好	炭水化物制限不要
160～180mg/dl	まずまず	標準的炭水化物食
180～200mg/dl	軽度低下	軽度炭水化物制限食（45～50％）
200mg/dl 以上	低下	中等度炭水化物制限食（40～45％）

中等度炭水化物制限食でも食後血糖値が制御できない場合，患者が希望すれば超低炭水化物食（30～40％）を指導することもありますが，一般的には薬物療法が必要な場合が多く，α-グルコシダーゼ阻害薬，グリニド系薬剤，SU剤，インスリンなどを使用して，40％以上の炭水化物制限食を選択した方が食生活のQOLは保たれます．

ン追加分泌能」を評価しています．本章「1. 日本人の病態を考慮したカーボカウント」で示したように，食後2時間値では炭水化物摂取量の差が消失してしまう例が多いからです．

このように多くの2型糖尿病患者における「3カーボ摂取後の食後1時間値」をみていくと，3カーボ摂取後の1時間値＜180mg/dlをクリアできない患者さんが実にたくさん存在します．このような我が国の2型糖尿病患者の実態を考慮すると，我が国の食品交換表の炭水化物比率は欧米のガイドラインよりもやや低い50～55％へ修正してもよいのではないか，少なくとも50～60％くらいの幅をもたせるべきではないかと筆者は考えています．

炭水化物比率50％以下の栄養処方をした場合，蛋白質比率をどのように扱ったらよいか？　という問題については，第8章「3. カーボカウントにおける栄養バランスの位置づけ」（135頁）の中で論じています．

■肥満例にもカーボカウントを適応できるか？

肥満した患者さんの場合，炭水化物制限だけでは血糖値を十分に制御できない場合をしばしば認めます．このため，筆者は肥満者に対しては，エネルギー制限によるバランス食指導と低炭水化物食によるカーボカウントの2本立てを提案しています．米国糖尿病協会は肥満例に対して，40％の低炭水化物食を

2. 手始めに「豚しゃぶ試験」と「食パン試験」をやってみましょう！

表4 3〜4カーボの朝食例

ロールパン2個	2カーボ
バター	0カーボ
ハムエッグ（ロースハム2枚＋卵1個＋サラダオイル小さじ1杯）	0カーボ
グリーン・サラダ＋ドレッシング	0カーボ
プレーン・ヨーグルト100g	1/3カーボ
バナナ1/2本	1カーボ
コーヒー	0カーボ
合　計	3 1/3カーボ

勧めています．エネルギー制限という方法は誰にでもできる方法ではありません．そこで，エネルギー制限食の実行が困難な患者さんは，低炭水化物食を試してみてはいかがでしょうか？　たとえば，BMI 30.0の40代の営業職の男性の場合，必要エネルギーを2000kcalとした場合，炭水化物は1日800kcal（2000×0.4），炭水化物1g＝4kcalなので，800kcal÷4kcal＝200g/日（13〜14カーボ）となります．この場合，朝食3〜4カーボ，昼食3〜4カーボ，夕食3〜4カーボ，スナック2カーボという指示になります．1食3〜4カーボのメニューなら，負担を感じることなく，美味しい献立を立てることができます（表4）．

このようにカーボカウントは炭水化物だけカウントすればよいのでとても簡単です．

2 手始めに「豚しゃぶ試験」と「食パン試験」をやってみましょう！

はじめて糖尿病と診断されたばかりの方やエネルギー制限食ではうまくいかず，カーボカウントをマスターしたいという患者さんに対して，私はいつも「豚しゃぶ試験」と「食パン試験」を手始めに体験していただいています．こ

の試験は，患者さんに炭水化物管理の大切さを実感していただくことが目的です．

■豚しゃぶ試験

豚肉 200g，豆腐 1 丁，野菜，きのこで，ご飯やうどんを摂らずにしゃぶしゃぶを食べてもらいます．そして，このとき食前，食後血糖（1 時間，2 時間，3 時間）を測定してもらいます．

■食パン試験

豚しゃぶ試験の翌朝に食パン 2 枚を召し上がっていただき，食前，食後血糖（30 分，60 分，120 分）を測定してもらいます．

■指導の実例

60 才，女性，BH 150cm，BW 51.3kg，BMI 22.5

現病歴

ずっと検診を受けてこなかった 60 歳の女性です．2〜3 年前から口渇感，多飲，トイレが近いなどの症状があったため，200X 年 Y 月 60 歳検診を受けました．その結果，A1c 10.0％，空腹時血糖値 156mg/dl で糖尿病と診断されたため，筆者の外来を初診されました．早速アマリール 1mg，メデット 750mg/日を処方し，豚しゃぶ試験と食パン試験を実施を指示しました．

次の図 43 は，彼女が持参した結果をグラフにしたものです．このように結果は一目瞭然です．豚しゃぶ試験ではまったく変化したかった血糖値が，たった 1 枚の食パンを摂取した直後には 168mg/dl → 280mg/dl と 100mg/dl 以上の上昇を認めました．

このような経験を通じて，患者さんは炭水化物管理の大切さを理解することができます．

3. 1カーボ＝15g，まず「1カーボの目安量」を覚えましょう！

図 43 豚しゃぶ試験と食パン試験を用いた教育例

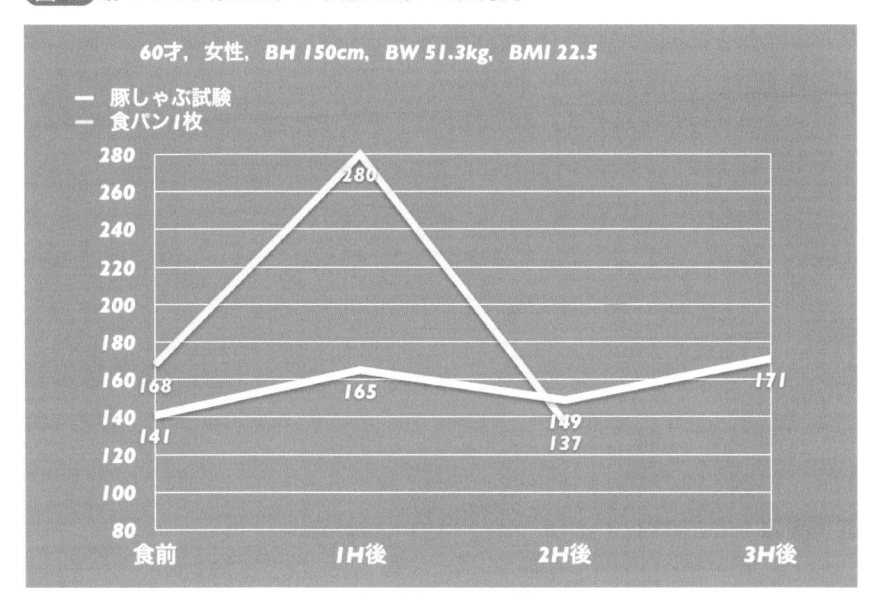

60才，女性，BH 150cm, BW 51.3kg, BMI 22.5
― 豚しゃぶ試験
― 食パン1枚

食前：168／141　1H後：280／165　2H後：149／137　3H後：171

3　1カーボ＝15g，まず「1カーボの目安量」を覚えましょう！

　医薬ジャーナル社発行の「かんたんカーボ」という本では**「1カーボ＝10g」**で執筆されています．しかし，本書は米国方式の**「1カーボ＝炭水化物15g」**で統一しました．米国で1カーボ＝15gと決められた理由は米国の家庭に広く普及しているロールパン1個が15gであるからだとも言われています．我が国ではカーボカウントが正式な栄養療法として認められていないため，「1カーボ＝10g」，「1カーボ＝15g」の2つの規格が存在していて，とても混乱をきたしています．これはいずれ統一規格を決めなければならないと思います．1カーボ＝15gのメリットは，米国と同一規格ですので，米国糖尿病協会から出版された多くの出版物との整合性が図れることではないかと思います．一方，1カーボ＝10gのメリットは何といっても食材の炭水化物量を表現しやすい点

です．たとえば，餅1個（50g）の炭水化物量は25.2gですが，1カーボ＝10g規格であれば，2.5カーボと表現できますが，1カーボ＝15g規格の場合，正確に表現したい人は電卓で割り算をして1.7カーボと表現しなければなりません．炭水化物の食材が豊富な我が国では1カーボ＝15g規格よりも，1カーボ＝10g規格の方が便利かも知れないと筆者は考えています．

　さて，炭水化物管理の大切さに気づいたら，次に「1カーボの目安量」を覚えます（表5）．そして，代表的な食材の目安量を覚えたら，あなたはもうカーボカウントを始めることができるようになります．私ははじめてカーボカウントを始める患者さんには，まず以下のような代表的な食材の目安量を暗記するように伝えています．

表5　炭水化物を含む食品グループと「1カーボの目安量」
1食に摂取する炭水化物量を「3〜4カーボ」と指導する．

① でんぷんグループ
・ご飯 40g，食パン 30g（6枚切り半分），ホットドッグのパン 1/2個，ハンバーガーのパン 1/2個，クロワッサン 1個，うどん 1/3玉，そば 1/4玉
・サツマイモ 1/4個，ジャガイモ中 1個，里芋中 3個，かぼちゃ 3切れ
・春巻きの皮 2枚，餃子の皮 5枚，中華麺 1/3玉
・大豆をのぞく豆類

② 乳製品グループ
牛乳 245g（1カップ），ヨーグルト（無糖 240g，加糖 120g）

③ 果物グループ
りんご，バナナ，グレープフルーツ，柿（大）：すべて 1/2個
オレンジ（小），桃，みかん（中），キウイフルーツ（大）：すべて 1個
いちご 8粒 180g，スイカ 1切れ 160g，高糖度ジャム大さじ 1杯，低糖度ジャム大さじ 1.5杯

④ 嗜好品：
スウィーツ，スナック菓子，清涼飲料水

⑤ 調味料：
みりん大さじ 2杯，片栗粉大さじ 2杯，ケチャップ大さじ 3杯

4. 炭水化物の計算方法

　ご覧のように炭水化物を多く含む食材には①主食となる米飯，パン，麺類，パスタ，そしてじゃが芋，里芋，かぼちゃなどのでんぷん野菜，②乳製品（牛乳，ヨーグルト），③フルーツ，④スウィーツ，スナック菓子，清涼飲料水，⑤調味料などがあります．

4 炭水化物の計算方法

A 大雑把に見積もる

　1カーボの目安量を覚えたら，それを使って大雑把に炭水化物量を見積もる練習をしてみましょう！本章「5．エネルギーのことは忘れましょう！」（95頁）の中に簡単な実例を示していますので，それを参考にしてください．慣れるまでは①，②，③をカウントしていれば良いと思いますが，慣れてきたら調味料までカウントします．私は野菜に含まれる炭水化物は無視しても良いと指導しています．これらはでんぷんと比べ，血糖値への影響がはるかに小さく，カーボカウントはなるべく簡単な方が良いと考えるからです．「糖尿病教室パーフェクトガイド」〔米国糖尿病協会発行，医歯薬出版（株）〕の中には，以下のように記載されています．

> 〜野菜グループの食物には，炭水化物はあまり含まれていません．野菜は通常，食事や間食で（調理した状態で）1.5カップ以上摂る場合を除いては，無視しても構いません〜

　したがって，厳密な計算を求める患者さんは1.5カップ以上の野菜については炭水化物量をカウントしているという方もおられると思います．しかし，野菜の炭水化物量を計算すると，今度はその中に含まれる食物繊維についても計算しなければならなくなります．同じく糖尿病教室パーフェクトガイドの中には，次のように記載されています．

第7章 〜主菜2 肉料理〜　血糖管理のための栄養療法を始める

> 〜食品1回分量当たり5g以上の食物繊維を含んでいる場合，実際に血糖に影響する炭水化物量は，総炭水化物量から食物繊維量を引いた分量となります．
> 例）オールブラン1食分（総炭水化物量　22g，食物繊維　10g，砂糖5g）の場合，
> 　　22－10＝12gの炭水化物が，実際に血糖値に影響します〜

これではカーボカウントはとても煩雑で面倒な作業となってしまいます．しかも，実際にカーボカウントを始めてみればわかることですが，血糖値は炭水化物量だけではなく，脂質や蛋白質，調理方法など，さまざまな要因に大きく影響されるので，炭水化物の計算だけを厳密にやることの意義はあまり大きくありません．カーボカウントは大雑把な方法で十分であるといえます．したがって，私は野菜に含まれる炭水化物についてはカウントせず，その代わりその中に含まれる食物繊維を差し引くことも省略しています．少し大袈裟な言い方をすれば，5〜10g程度の誤差はあまり気にしないという精神でよいと思います．

B 食品栄養成分表示を見る

炭水化物量を知るもう1つの方法は食品のパッケージに表示されている栄養成分表示を見ることです．菓子類，乳製品，ソフトドリンク，スーパーやコンビニで買う弁当やサンドウィッチなど，ほとんどの食品に栄養成分表示が表示されています．熱量（エネルギー），炭水化物，蛋白質，脂質，ナトリウムの5つは必ず表記することが義務づけられています（図44 A）が，この他食品によってカルシウム，鉄分といったミネラルやビタミン含有量が表記されていたり，炭水化物の代わりに糖質と食物繊維が別々に表記されていたりする場合があります．また米国からの輸入食材に図44Bのように大変厳密な表記をみかけました．栄養成分表示をみる際には，まず一番上の行を見て，この表示が100g当たりなのか，1袋当たりなのか，1食分当たりなのかを，はっきりと確

4. 炭水化物の計算方法

図44A 栄養成分表示（1個当たり）

エネルギー	○○ kcal
たんぱく質	○○ g
脂質	○○ g
炭水化物	○○ g
ナトリウム	○○ mg
食塩相当量	○○ g

図44B 栄養成分表示（100g 当たり）

エネルギー	○○ kcal
脂質由来のエネルギー	○○%
総脂質	○ g
飽和脂肪 ○ g，トランス脂肪酸 ○ g	
ナトリウム	○ mg
総炭水化物	○○ g
食事性食物繊維 ○ g，糖質 ○ g	
たんぱく質	○ g

認しましょう！

そして，今まではエネルギーばかり気にしていたという方も，これからは炭水化物量に注目しましょう！　この章の執筆にあたって，コンビニ店内に並ぶいろいろな食材の栄養成分表示をチェックしてみましたが，お弁当類はほとんど炭水化物が100g以上であることを発見し，大変驚きました．皆さん，ぜひ気をつけてくださいね．

C 食品成分表で調べる

日常の調理において，炭水化物量がわからない食材を調理するときには，食品成分表で調べてみましょう！　この本は私たちが日頃目にするほとんどの食材の栄養成分を確認することができます．あなたが予測した食後血糖値が実測値と大きく外れたときには，その日の献立のどれかの食材の炭水化物量を誤って評価していることが考えられます．こんなとき，食品成分表がとても役に立ちます．実例を一つお示しします．

ある日，私の外来を訪れた患者さんから次のような質問を受けました．彼はBMI 20.0で，食パン試験の結果，4カーボで1時間値180mg/dl，2時間値

第7章 〜主菜2 肉料理〜　血糖管理のための栄養療法を始める

140mg/d*l*，A1c 5.5％の痩せた予備軍の男性です．

患者「先生が言ったとおり，米飯を食べずにビールとおでんだけで夕食を摂ったんですが，食後1時間値が200mg/d*l*以上になってびっくりしたのですが，どうしてでしょうか？」

私　「でんぷん野菜は食べなかった？」

患者「もちろん，芋は血糖値を上げますから絶対に食べていませんよ」

私　「それでは，あなたが食べたおでんの具材について食品成分表で調べてみましょう」

食品成分表を広げながら，私は彼が食べたおでん具材について調べていきました（表6）．

ここまで調べたところで，彼から驚きの声が聞かれました．

「やぁ，おでんの具材って，結構炭水化物が多いんですね」

「僕は竹輪麩が大好きなので，1本くらい食べたかも……．はんぺんが1枚，さつま揚げ1/2枚だから，これだけで，もう4カーボ（60g）は食べてますね」

「や〜，なぜ高くなったのか，ようやくわかりました！」

このように，食後血糖値を予測してから測り，大きく外れたら，食品成分表で調べる習慣をもちましょう！　こうしたことを反復することで，あなたは正確なカーボカウンターになることができます．

表6 100g当たりの炭水化物量

竹輪麩 31.1g（1本150g），はんぺん 11.4g（1枚100g），さつま揚げ 13.9g（1枚80g），焼き竹輪 13.5g（1本150g），つみれ 6.5g（1個20g），がんもどき 1.6g（1個80g），厚揚げ 0.9g（1枚200g）

5 エネルギーのことは忘れましょう！

　さあ，いよいよカーボカウントを始めましょう！　このとき注意が必要です．今までずっとエネルギーで食事の管理をしてきた皆さんはどうしてもエネルギー量を計算する癖がついているかも知れませんね．でもエネルギーを計算することはやめましょう！　カーボカウントとエネルギー計算を同時にやろうとすると，頭が混乱してしまうからです．実際のところ，これまで繰り返し述べてきましたように，**エネルギーは血糖値とは関係ないことを思い出してください**．しっかり炭水化物管理をすれば，血糖値は安定してきます．そして，摂取エネルギー量の40〜45％の炭水化物管理ができれば，エネルギー計算なんかしていなくても大抵体重も減少してきますので安心してください．

　実例を挙げて説明してみましょう！

表7 カーボカウントを始める前の朝食メニュー

	カーボカウント	エネルギー計算
・バタートースト1枚		
食パン1枚	2カーボ	160kcal
バター	0カーボ	40kcal
・加糖ヨーグルト120g	1カーボ	80kcal
・バナナ1本	2カーボ	120kcal
合計	**5カーボ**	**400kcal**

表8 カーボカウントを始めた後の朝食メニュー

	カーボカウント
・ロールパンサンド2個	
ロールパン2個	2カーボ
スライスチーズ2枚	0カーボ
ロースハム2枚	0カーボ
・グリーンサラダ	0カーボ
ドレッシング適量	0カーボ
合計	**2カーボ**

カーボカウントを始める前の朝食（表7）は，エネルギーは400kcalと控えめですが，バター以外のすべての食材が炭水化物であるため5カーボとなっています．これでは食後血糖値はかなり高くなるはずです．一方，カーボカウントを始めてからの朝食（表8）はロールサンド2個と，とてもボリュームも美味しさもアップしましたが，たったの2カーボの朝食ですので，食後血糖値もおそらく上昇しません．

　いかがですか？　カーボカウントはエネルギー計算よりもずっと簡単でしょう？

　そして，エネルギーとカーボカウントを同時に行うことは大変煩雑であることがご理解いただけると思います．それゆえ，カーボカウントを始めたら，エネルギーを計算する癖はやめましょう！

6 でんぷんの管理が一番大切です

　本章『3．1カーボ＝15g，まず「1カーボの目安量」を覚えましょう！』（89頁）で①主食やでんぷん野菜，②乳製品，③フルーツ，④スウィーツ，菓子類，⑤調味料に分けて，炭水化物を多く含む食材を学びました．しかし，この中でもっとも重要なのはでんぷんの管理です．それはなぜでしょうか？　読者の多くは糖尿病といえば，「甘いものを食べてはいけない」と信じていると思います．しかし，実は蔗糖（砂糖）よりもでんぷんの方が血糖値を上昇させるのです．

　蔗糖はブドウ糖と果糖が1個ずつくっついた構造をしていますが，果糖は門脈から肝臓に入ると，すぐに肝臓に取り込まれてしまうため，大循環系に入るのはごく一部であると言われています．一方でんぷんはそのすべてがブドウ糖となって大循環系に注がれます．このため，蔗糖よりもでんぷんの方が血糖値を上昇させるのです．だから，カーボカウントはでんぷんの管理をもっとも重視します．一方，フルーツや乳製品はビタミンやミネラルが豊富なので，過度な制限は禁物です．毎日しっかり摂取しましょう！

7 カーボカウントによる食後血糖管理法

A 食後血糖管理のための指針

　血糖管理の基準は細小血管障害（神経症・網膜症・腎症）の予防のための勧告と大血管障害（動脈硬化性疾患）の予防のための勧告に分けて考えることが大切です．一般的に**細小血管障害の予防**は「ヘモグロビン A1c 値の管理」に

表9 血糖管理に関する勧告

■**科学的根拠に基づく糖尿病診療ガイド**
　細小血管障害の発症・進展予防：A1c ＜6.5％，2時間値 ＜180mg/dl
　（Kumamoto study）
　大血管障害の予防：A1c ＜5.8％，食後血糖値の是正（Funagata study）
■**国際糖尿病連合（IDF）**
　空腹時血糖　　＜100mg/dl
　食後2時間値　＜140mg/dl
■**米国糖尿病協会（ADA）**　Diabetes Care. 2009; 32 Suppl 1: S13-S61.
　食前血糖　　70～130mg/dl
　食後ピーク値　＜180mg/dl
　A1c　＜7％

注1）Kumamoto study（熊本スタディー）：インスリン治療が必要な110名の2型糖尿病患者さんを，中間型インスリン1日1～2回注射の従来インスリン治療群と速効型インスリンと持続型インスリンを併用する強化インスリン療法を行う強化治療群の2群に無作為に分けて，10年間追跡した前向き研究の結果，強化インスリン治療群においては網膜症，腎症の発症を有意に抑制できました（リスク低減率70％）．この際，合併症が出現もしくは悪化した群と悪化しなかった群を比較した結果，悪化しなかった群においては，A1c ＜6.5％，空腹時血糖値＜110mg/dl，2時間値＜180mg/dl が達成されていました（Diabetes Res Clin Pract. 1995; 28: 103-17）．

注2）Funagata study（舟形スタディー）：40歳以上の一般住民2,651人を1992年から7年間追跡した結果，ブドウ糖負荷後2時間血糖が Impaired Glucose Tolerance（IGT：2時間血糖値140-199 mg/dl）領域の人は，正常域（2時間血糖値140mg/dl 未満）の人に比べて，心血管死の危険度が2.1倍高かったが，空腹時血糖値が Impaired Fasting Glucose（IFG：空腹時血糖110-125 mg/dl）領域であった人では，正常域（空腹時血糖110 mg/dl 未満）の人と差がなかったと報告しました．従来，糖尿病の血糖コントロールの評価は，空腹時血糖値と HbA1c で行われていましたが，この研究の結果は，心血管疾患の予防のため，食後血糖値をできるだけ正常に近づける必要があることを私たちに強く印象づけました（Diabetes Care. 1999; 22: 920-4）．

重点が置かれるのに対し，**大血管障害予防**はヘモグロビン A1c 値よりも「食後血糖管理」に重点が置かれているといってよいと思います．前頁の表9に代表的な血糖管理に関する勧告を示します．

B 自分の食後血糖目標値を決める

　さあ，それでは今度は，あなた自身の食後血糖目標値を決めましょう！　目標血糖値は，とても達成が困難な高すぎる目標では心理的な負担が大きすぎますし，それとは反対にあまりに理想からかけ離れた目標値でも意味がありません．**「少しだけ背伸びをしないと達成できないレベルだけれど，決して困難ではないレベル」**が望ましいと思います．そして，可能な限り，飲み薬やインスリンに頼らないでそれを達成することを目指して欲しいと思います．しかしどうしても達成できなくなったら，担当医と相談しながら，自分にもっとも適した薬物療法を選択し，それを利用して食生活の質を高く保ちながら（ここが大切なポイントです！）目標値を達成しましょう！

　それでは一般的に用いられている食後血糖目標値について説明します．国際糖尿病連合の勧告は「空腹時血糖値＜ 100mg/dl，食後2時間値＜ 140mg/dl」です．一方，米国糖尿病協会はもう少し現実的で，「食前 70 〜 130mg/dl，食後血糖ピーク値＜ 180mg/dl，A1c ＜ 7 ％」と勧告しています．食後ピーク値とは一般的に食事を食べ始めてから1時間前後であることが多いので，私は次のような食後血糖管理を推奨しています．

第1目標：食前 70 〜 130mg/dl，食後1時間値＜ 180mg/dl，
　　　　　食後2時間値＜ 140mg/dl
第2目標：食前 70 〜 130mg/dl，食後1時間値＜ 200mg/dl，
　　　　　食後2時間値＜ 160mg/dl

C 自分に適した炭水化物摂取量は「食後1時間値」を参考に決める

　さらに，食事療法のみ，経口剤治療，持効型インスリン1回注射を行っている患者さんに対しては，食後1時間値をもっとも重視するように指導しています．食後1時間値が，その患者さんの「インスリン分泌能と炭水化物摂取量との関係」をもっとも鋭敏に反映するポイントだからです．

　1時間値＜180または200mg/dlをクリアーできる炭水化物量を把握するように努力しましょう！　より少ない自己血糖測定回数で食後血糖管理のスキルアップを図るために，このことはとても大切なポイントです．

　食事療法だけでこの目標値を達成できなくなったら，いたずらに炭水化物制限を強化せず，薬物療法を活用して質の高い食生活を確保することを考えましょう．私の外来には，インスリン分泌能が低く，わずか2カーボの米飯（80g）摂取でも食後1時間値＞200mg/dlを呈しながらも30〜40％の超低炭水化物食で，α-グルコシダーゼ阻害薬（グルコバイ，ベイスン，セイブル）の服用だけでA1c 5％代をずっとキープしておられる患者さんがおられます．私は彼らの食生活のメニューを訊き，1日の炭水化物摂取量を計算し，もしも130g/日以下であれば，もう少し炭水化物を摂取し，ビタミン，ミネラル，食物繊維を確保するためフルーツや乳製品，緑黄色野菜，海草などを摂取するように，いつも勧めています．しかし，最終的に薬を活用して食生活の質を確保するか，それとも薬に頼らず，炭水化物制限を続けるかを決定するのは患者さん自身であるべきだ，というのが私の信念です．私は決して極端な炭水化物制限食を勧めていません．大切なことは，自分のインスリン分泌能を正確に把握し，食事だけで管理できる間は適切な炭水化物管理を行い，それが難しくなったら，潔く薬物療法へ切り替えていく柔軟な判断力ではないかと思っています．

D 食事記録と食前・食後血糖記録を見ながら考えましょう！

カーボカウントを開始したら，食事記録をしながら食前血糖と食後1時間値を測定し，外来に持参してもらいます．以下に埼玉一郎さん（仮名）の食事記録・血糖記録を例に，カーボカウントの実際について説明したいと思います（表10，表11）．

表10 2009年2月8日昼食

米飯 170g	約4カーボ
きんぴら 60g	約0.3カーボ*
ひじき煮物 50g	約0.2カーボ*
ほうれん草お浸し 50g	0カーボ
塩鮭1切れ 40g	0カーボ
納豆 40g	0カーボ
味噌汁1杯	0カーボ
合計	4.5カーボ

一言アドバイス
食前血糖　104mg/dl
食後1時間値　137mg/dl
食後血糖目標値　<180mg/dl
をクリアー
5カーボ未満なら目標達成か！

*きんぴら，ひじきに用いたみりん，砂糖などの調味料を概算で加えましたが，慣れるまでは省略してもよいと思います．砂糖大さじ1杯が9g（食品交換表14～15ページ参照），みりんは大さじ2杯で1カーボです．

表11 2009年2月8日夕食

きなこ餅　4個（180g）	
餅 180g	6カーボ
きな粉 20g**	0.5カーボ
ブロッコリー 80g	0カーボ
キャベツ 50g	0カーボ
ほっけ1切れ 70g	0カーボ
合計	6.5カーボ

一言アドバイス
食前血糖　114mg/dl
食後1時間値　220mg/dl
食後血糖目標値　<180mg/dl
をオーバー
5カーボ未満を目指すためには餅を3個に減らして，副食を増やしてはいかがでしょうか？

**きな粉は食品成分表で調べます．「きな粉100g当たり炭水化物31g」と記載されていますので，31×20g/100g＝6.2g≒0.5カーボ となります．

8 自分のデータベースをつくる

　カーボカウントを始めようと思う方は，まず日頃あなたが好んで食べる代表的な炭水化物料理について，自分自身のデータベースを作成しておくことを勧めます．こうしたデータベースを使って，食後血糖値を正確に予測できるように練習していきましょう！

A グリセミック指数とカーボカウント

　健常者では炭水化物を摂取後 15 〜 30 分で血糖が上昇し始め，45 〜 60 分でピークに達し，その後下がり始めて，およそ 2 時間で正常血糖値に戻ります．こうした一連の血糖応答を測定し，血糖値が上昇し始めてから正常に戻るまでの血糖の山の面積（血糖曲線下面積と言います）を計算し，数字に変換したものをグリセミック指数（Glycemic Index；GI）と呼びます．グリセミック指数（Glycemic Index；GI）の概念は 1981 年 Jenkins らによって提唱されました．彼らは「糖質 50g 相当のブドウ糖を摂取したときの血糖曲線下面積と，同じ糖質量の他の食品を摂取した場合の血糖曲線下面積を比べると，さまざまな相違が存在する」ことを報告しました．海外では白色パンの GI を 100 と定めて，現在までに 1300 種類以上の食品の GI が報告されていて，我が国でも白米ご飯の GI を 100 と定めて，多くの食品の GI が報告されています（表 12，次頁）．しかし，この GI は，【健常者】がその食材を【単独で摂取したときに測定された結果】であることに注意が必要です．すなわち，各食材の食べ合わせや調理方法などの影響，そして何よりも糖尿病患者さんの場合，あなた自身のインスリン分泌能，インスリン抵抗性といった病態に大きく左右されるということです．このため，GI を盲目的に信じるのではなく，日常の食生活で摂取頻度の高い食材については，実際に自分の血糖応答を測定してみることがとても大切です．

表 12 米飯を基準食とした日本人のための GI 一覧表

高 GI	GI	中等度 GI	GI	低 GI	GI
糖液	122	カレーライス	82	お汁粉	58
せんべい	111	白玉	79	うどん	58
赤飯	105	巨峰	76	バナナ	58
もち	101	米飯と酢の物	75	みかん（小袋含）	58
米飯	100	米飯と味噌汁	74	西瓜	57
粥	99	米飯とヨーグルト	71	スパゲティ	56
米飯と梅干し	98	パインアップル	70	そば	56
塩むすび	97	米飯と牛乳（同時）	69	メロン	54
バターライス	96	コーンフレークと牛乳	68	いちご	46
おかか米飯	96	米飯ときな粉	68	グレープフルーツ	44
海苔巻き米	94	米飯と納豆	68	りんご（富士）	41
焼きおにぎり	94	寿司飯	67		
パン	92	柿	66		
米飯と卵	88	麦ご飯	65		
新粉もち	83	発芽玄米	65		

注）これらのデータは杉山みち子，若木陽子らおよび東京慈恵会医科大学・林 進らの研究より引用しました．

B 2カーボ，3カーボ，4カーボの食パン試験（米飯試験）

　炭水化物摂取量と食後血糖値との関係を理解するための手始めとして，2〜4カーボの主食摂取に対する血糖応答をチェックしてみましょう！

　次頁の図45に，杉並陽子さん（仮名）の結果をお示しします．この方の場合，2カーボ，3カーボではほぼ完璧な血糖応答を示していますが，4カーボでは急に高血糖を呈していて，この結果から「3カーボまでなら安心して食べられること」がわかります．

8. 自分のデータベースをつくる

図45 米飯試験からインスリン分泌応答を解釈する

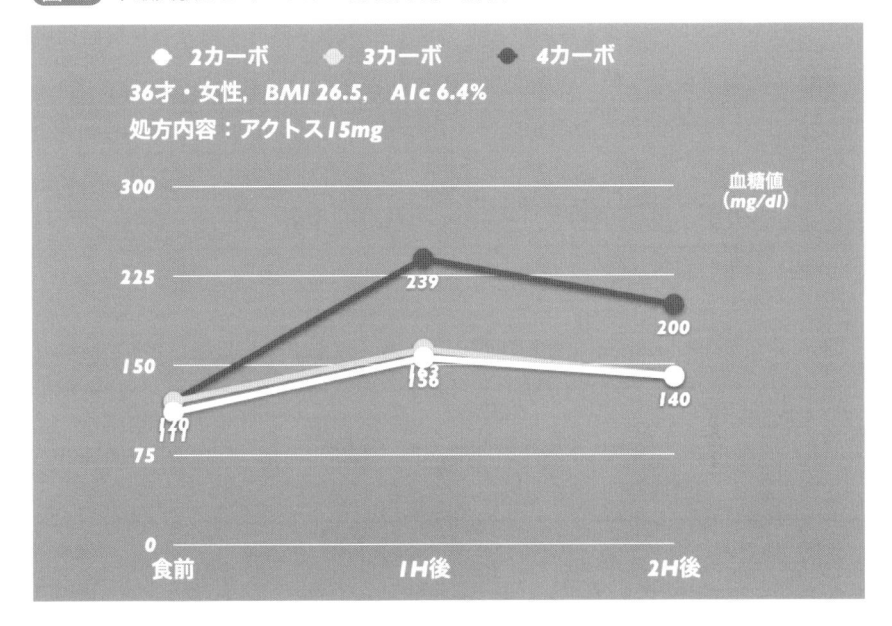

● 2カーボ　● 3カーボ　● 4カーボ
36才・女性，BMI 26.5，A1c 6.4%
処方内容：アクトス15mg

血糖値(mg/dl)

300
225　　　　239
150　　　　　　　　　　200
　　　　　　153
　　　　　158　　　　　140
75　　179

0
食前　　　1H後　　　2H後

C 自分のインスリン分泌能を表す三角形をイメージする

　2カーボ，3カーボ，4カーボの血糖応答を描いてみると，上の図45に示したような3つの三角形をつくることができます．この三角形こそ，あなたのインスリン分泌能を表すかたちなのです．これを仮に**「カーボ・トライアングル（炭水化物三角）」**と呼ぶことにします．インスリン分泌低下型の患者さんでは炭水化物摂取量にきれいに比例した3層のカーボ・トライアングルが描けるはずです．これに対して，インスリン抵抗性型の患者さんでは異なった炭水化物摂取量による直線が交叉してしまって，あまりきれいな三角形をつくることができません．インスリン分泌低下型の患者さんは自分の三角形のかたちをしっかりと頭にイメージできるようにしてください．たとえば，**3カーボ未満なら食前＜110，1時間値＝160～180，2時間値＝140以下，4カーボなら食**

前＜110，1時間値＝180〜200，2時間値＝140〜160といった感じで自分の三角形を頭にイメージするわけです．この三角形を確立すると，食後血糖値を正確に予測することができるようになります．

D 代表的な炭水化物料理についての血糖応答を調べる

我が国には美味しい炭水化物料理がたくさんあります．あなたもこうした料理を口にする機会も多いと思います．それゆえ，あなたが好物にしている炭水化物料理に関するデータベースを作成しておくことを勧めます．こうすることによって，炭水化物と血糖値との関係に関心をもつきっかけをつくることができます．

> 1) うどん
> 2) パスタ（トマトソース・オリーブオイル・クリームパスタ・ミートソース，和風）
> 3) そば
> 4) 食パン
> 5) ラーメン（醤油，塩，豚骨）

以下に最近，私の外来を初診された3人の患者さんのデータベースをお示しします．

1人目の患者さんは，A1c 5.5％，BMI 19.9の男性です．かけうどんとスパゲッティに対する血糖応答を調べてくださいました（図46）．うどん1玉（炭水化物85.4g，5.7カーボ），スパゲッティ110g（炭水化物83.6g，5.6カーボ）とほぼ同じ条件で血糖応答を調べています．うどんでは，食前102mg/dl，30分値164mg/dl，1時間値180mg/dl，2時間値で141mg/dlであったのに対して，スパゲッティでは，食前93mg/dl，30分値134mg/dl，1時間値150mg/dl，2時間値110mg/dlと，うどんと比べて，かなり血糖曲線下面積が小さいことがわかりました．うどんとスパゲッティはどちらもGI＜50で低GI食品と考

図46 かけうどん vs スパゲッティ

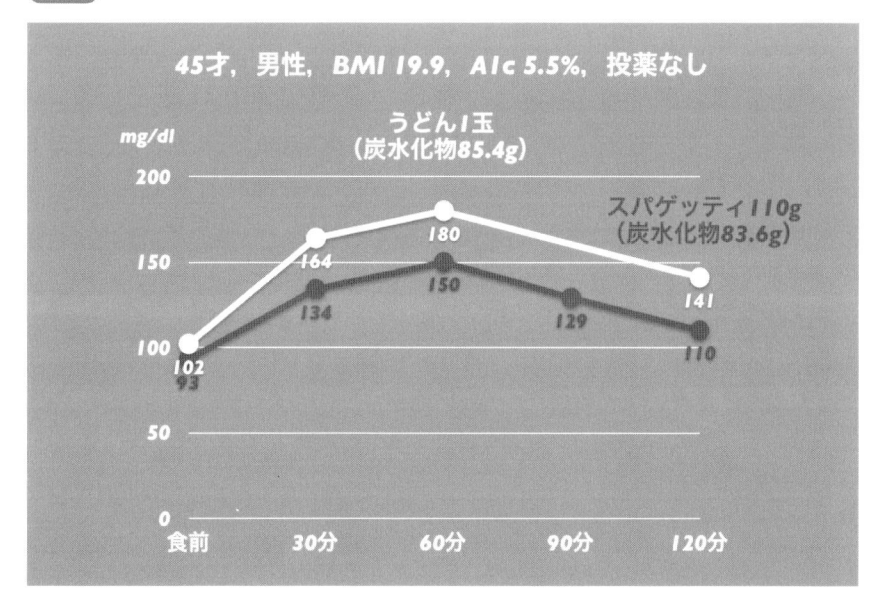

45才，男性，BMI 19.9，A1c 5.5%，投薬なし

うどん1玉（炭水化物85.4g）
スパゲッティ110g（炭水化物83.6g）

食前: 102 / 93
30分: 164 / 134
60分: 180 / 150
90分: 129
120分: 141 / 110

えられていますが，耐糖能異常のある方が食べると，両者の血糖応答には大きな差異がみられ，あらためてGIの数値を盲目的に信じるのではなく，患者さん自身が実際に血糖測定することの大切さを実感しました．

うどんとスパゲッティの血糖値への影響の差が想像以上に大きかったので，別な患者さんに「うどんとそばの比較実験」をしていただきました．次頁にグラフを示します（図47）．

ご覧のとおり，30分値までは両者に大きな差はありませんが，その後そばの方がうどんよりも速やかに血糖値が低下しています．このように同じ炭水化物同士でも，かなり差があることは大変興味深いことではないでしょうか？こうした自分自身のデータを把握しておくことは，外食メニューを選ぶ際にもきっと役に立つはずです．

3人目の患者さんは，68歳，BMI 17.9の女性患者さんで，食パン2枚に対する血糖応答を調べてくださいました（図48）．

この結果を見る限り，少なくとも3カーボまでなら安心して食べることがで

第7章 〜主菜2 肉料理〜　血糖管理のための栄養療法を始める

図47 うどん vs そば

63才，女性，BMI 25.5，A1c 5.6%
投薬：アマリール1mg＋メデット500mg＋アクトス15mg

うどん1玉
（炭水化物45g）

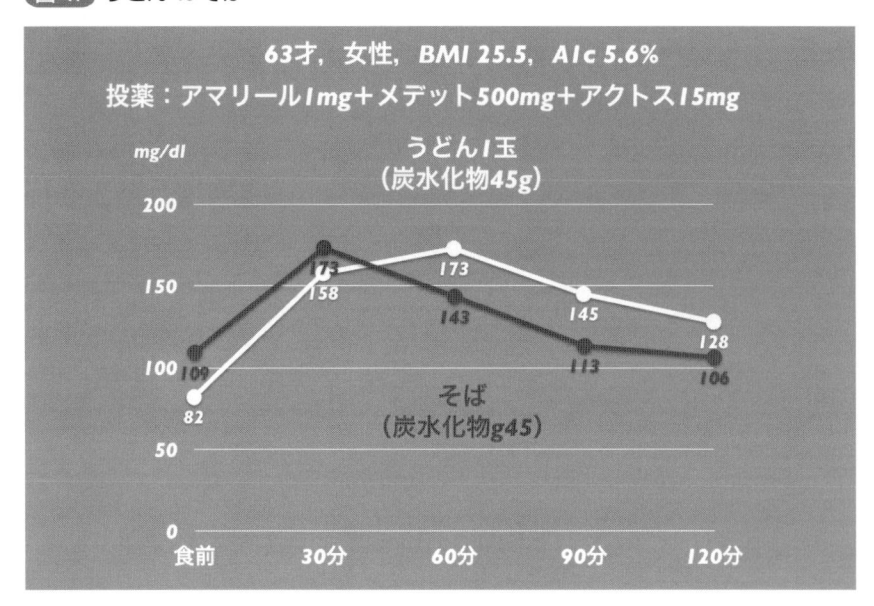

そば
（炭水化物g45）

	食前	30分	60分	90分	120分
うどん	109	173	173	145	128
そば	82	158	143	113	106

図48 食パン試験（トースト2枚）

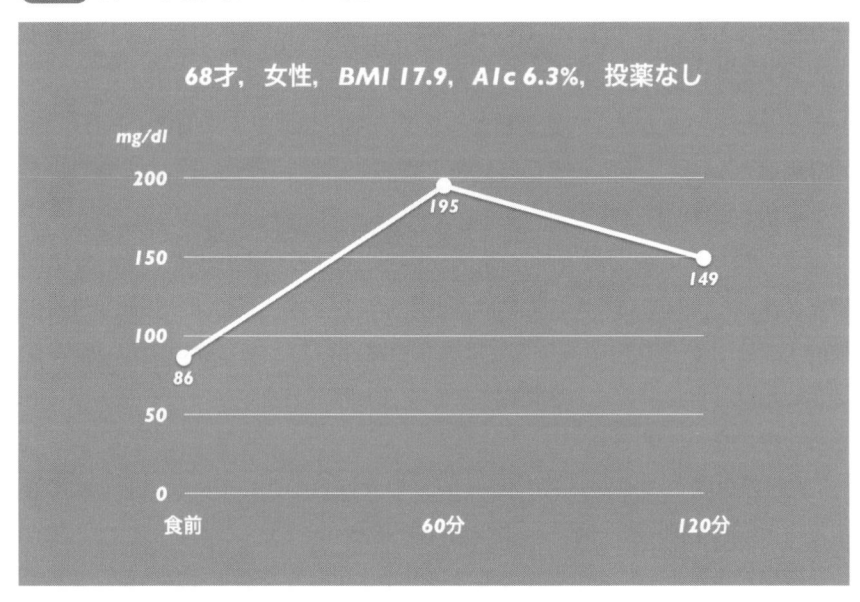

68才，女性，BMI 17.9，A1c 6.3%，投薬なし

食前	60分	120分
86	195	149

きそうですね．3カーボの料理というと，うどん，そばも食べられることになりますし，スパゲッティ3カーボは乾燥重量で60gですが，先ほどのうどんとスパゲッティの血糖応答結果から考えると，80gくらいでも良さそうですね．

このように身近な料理に対するデータベースを作成することで，あなたは血糖管理に活用できる実践的な知識を身につけることができます．

9 いよいよカーボカウントを始めましょう！

ここでは，一般的なカーボカウントの始め方について説明したいと思います．

これまで説明してきましたように，カーボカウントはエネルギーではなく，炭水化物管理による栄養療法です．したがって，表13に示すような指示をします．

指示はこれだけです．食品交換表のように，朝食では表1から何単位，表3から何単位，表4から何単位……などという面倒な指示はありません．だからとても自由な献立が可能となります．フレンチだって，イタリアンだって，中華料理だって何でも食べられます．

このことがカーボカウントの最大の魅力です．しかし，あなたが1食に何カーボ食べたらよいかということは，これまで述べてきたような方法で集積した「あなたのデータベース」をもとに管理栄養士や主治医と相談しながら決めていきましょう！

具体的な献立の立て方，献立例については，巻末の献立例を参考にしてください．

表13 カーボカウント指導例

朝食：	3〜5カーボ
昼食：	3〜5カーボ
夕食：	3〜5カーボ
スナック：	1〜2カーボ

第7章 〜主菜2 肉料理〜　血糖管理のための栄養療法を始める

10 カーボカウント・スキルアップのコツ

A 血糖値を予測して測る

　カーボカウント上達の秘訣は以下の3点です．
①料理を食べる前に，そのメニューに含まれる炭水化物量を概算してみましょう！
②このとき，煮物などではしっかりと料理を味わいながら，その料理に使用された調味料（砂糖，みりん，片栗粉，ケチャップなど）の量を想像しましょう！　調味料の概算は女性なら難しくないと思いますが，男性の場合，管理栄養士に尋ねるか，あるいはネットでその料理のレシピを検索すると1人分の使用量がわかります．
③そしてもっとも大切なことは，食後1時間値の血糖測定をする前に**「食後血糖を予測すること」**です．もしも予測が外れたら，なぜ外れたのかを考えてください．どうしても予測が外れた理由がわからないときには，次回外来診察のときに管理栄養士または担当医にその理由を尋ねてみてください．
　食後1時間値を予測するときには，あなた固有のカーボ・トライアングルやこれまで集積してきた「自分のデータベース」を参考にしてください．すなわち，3カーボなら1時間値＝160〜180mg/dl，2時間値＜140mg/dl，4カーボなら1時間値＝180〜200mg/dl，2時間値＝140〜160mg/dlといった具合です．

B 代表的な料理の血糖応答パターンを知る

　代表的な料理についての自分のデータベースを作成しておくと大変役に立ちます．
　①炭水化物中心の料理で，脂質が比較的少ない料理（うどん，そば，パスタ，寿司など）
　ヘモグロビンA1c＜6％の患者さんが，このような料理は食べた場合，**食**

後1時間で血糖値がピークに達し，**食後2時間**で140mg/dl以下に戻ります．これを基準と考えて，①と②のパターンを覚えましょう．

②やや脂質が多い料理（中華料理，クリームパスタ，脂肪の多い洋食など）

このような料理では食後血糖値のピークが**2時間以降**に遅延し，140mg/dl以下に戻るのは**食後3時間以降**に遅延します．

③大量の脂質を含む料理（天ぷら，パン粉で揚げた料理など）

トンカツ，天ぷらなどを摂取した場合，個人差はありますが，食後血糖値のピークは3時間以降に遅延し，140mg/dl以下に戻るのに**食後数時間**を要する場合もあります（本章「11．演習で学ぶカーボカウント」（109頁）の中で実際の血糖応答を示しています）．

11 演習で学ぶカーボカウント

カーボカウントは生化学，生理学に基づく血糖管理のための栄養療法です．したがって，何よりも経験で学ぶことが大切です．これから私の外来に通院しておられる多くの患者さんに行っていただいた実験の中から，私にとって印象深かった血糖応答をお示ししたいと思います．ただ注意していただきたいことは，ある特定の食材に対する血糖応答というのはその方固有の反応です．すなわち，その方のインスリン分泌能やインスリン抵抗性，さらにはその日の体調や投薬内容などの影響を受けて決定されるものです．そのことを念頭に置いて，これからお示しする実験結果をご覧ください．

A 豚しゃぶ試験でお腹いっぱい食べても血糖値が上がらない体験をする

これまでご覧いただいたとおり，2型糖尿病患者さんでは血糖値はほとんど上昇しません．私は「**お腹いっぱい食べるということと血糖値が上昇しない**

B ビーフステーキでは血糖値が上がらないことを体験する

いうことは両立する」という体験を積むことは，糖尿病患者さんにとってとても大切な体験であると思っています．

糖尿病患者さんにビーフステーキを勧める本はおそらくどこにも存在しないのではないでしょうか？　もちろん，私もあなたにビーフステーキを食べることを奨励しているわけではありません．でも，ステーキでは血糖値は上がらないということは知っていてほしいと思います．私は肥満や脂質異常症の有無に関係なく，高エネルギーメニューを糖尿病食から締め出してしまう現在の風潮には反対です．そして，特別な記念日には大切な人と最高のステーキを食べてほしいと思います．以下に，ある患者さんのビーフステーキを食べたときの血

図49 ビーフステーキでは血糖値が上がらない体験をする

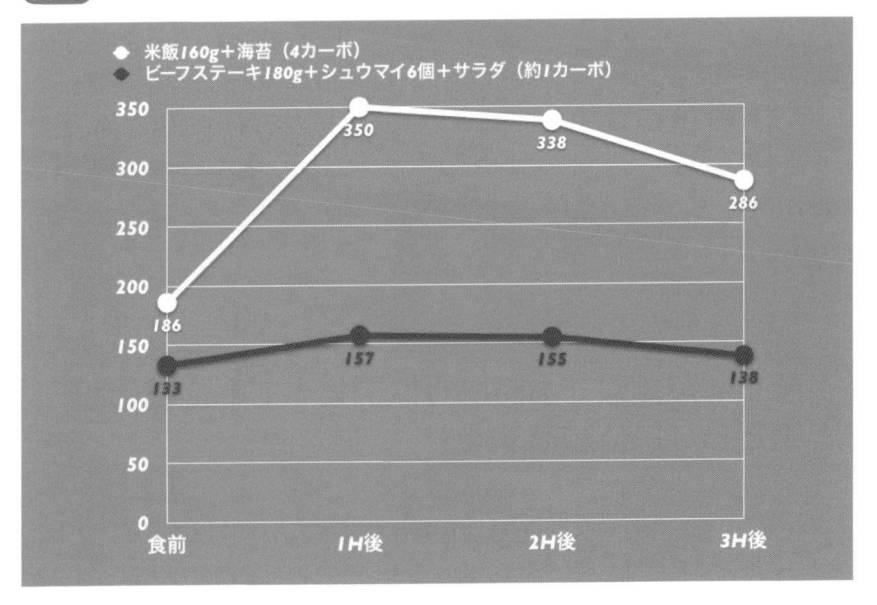

- 米飯160g＋海苔（4カーボ）
- ビーフステーキ180g＋シュウマイ6個＋サラダ（約1カーボ）

	食前	1H後	2H後	3H後
米飯160g＋海苔	186	350	338	286
ビーフステーキ	133	157	155	138

糖応答をお見せしましょう！（図49）

　この患者さんは米飯160g（4カーボ）を食べたとき，食前血糖値186mg/dl→食後1時間値350mg/dlまで上昇してしまいました．しかし，180gのビーフステーキとシュウマイ6個（およそ1カーボ）ではほとんど血糖値が上昇していません．

C 炭水化物の調理形態が消化吸収に与える影響を体験する

米飯160g＋佃煮適量　vs　白粥（米飯160g）＋佃煮適量

　白粥は米飯と比べ，消化吸収が早くなるため，患者さんによっては急激な血糖上昇をもたらす場合があります．

D 蛋白質摂取がインスリン分泌に与える影響を体験する

かけうどん（うどん1玉）　vs　鴨南蛮うどん（うどん1玉＋鴨肉50g）

　高エネルギーの朝マック（603kcal）よりも280kcalのトーストの方が高血糖を呈した実験を思い出してください．これは蛋白質のインスリン分泌刺激作用によると考えられます．

　そこで，この患者さんはかけうどんと鴨南蛮うどん（鴨肉100g）で比較してくださいました．鴨肉を加えたうどんでは，驚いたことに食後1時間の血糖上昇ピークが消失しています．しかし，鴨肉に含まれる蛋白質や脂質の影響からか，90分〜180分まで130〜135mg/dlに留まっています（図50）．

図50 かけうどん vs 鴨南蛮うどん

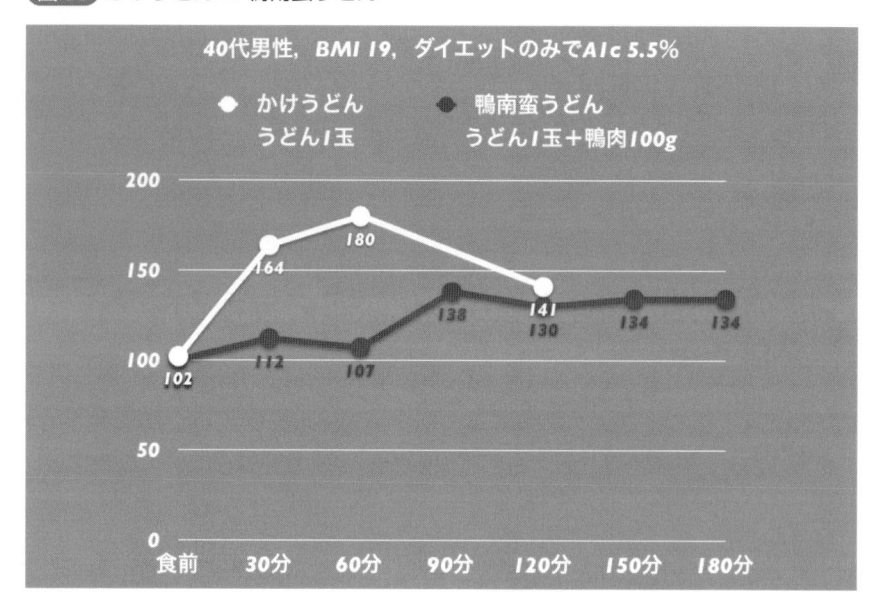

40代男性，BMI 19，ダイエットのみでA1c 5.5%

- かけうどん　うどん1玉
- 鴨南蛮うどん　うどん1玉＋鴨肉100g

かけうどん：食前102 → 30分164 → 60分180 → 90分— → 120分141 →
鴨南蛮うどん：食前— → 30分112 → 60分107 → 90分138 → 120分130 → 150分134 → 180分134

E 脂質の消化吸収に与える影響を体験する

米飯 120g ＋ロースカツ（豚ロース 200g） vs
米飯 120g ＋ポークソテー（豚ロース 200g）

　この実験は同じ豚ロース肉 200g を，トンカツとポークソテーという異なった調理方法で食べることで，どのような血糖応答の差異が出るかを検証していただきました．ご覧の通り，ポークソテーではほとんど血糖上昇がみられませんでしたが，トンカツでは 145mg/dl（食前）→ 177mg/dl（1 時間値）→ 244mg/dl（2 時間値）→ 262mg/dl（3 時間値）と上昇し続けています．パン粉でくるまれると食品の品格が変貌するようです（図 51）．
　牡蠣フライと牡蠣素焼きで同様の実験をしてくださった患者さんがおられましたので，その結果も以下にお示しします（図 52）．この実験では主食は一切

11. 演習で学ぶカーボカウント

図51 豚ロース 200g トンカツ vs ポークソテー対決
（ご飯 120 ＋トンカツ vs ご飯 120g ＋ポークソテー）

53才，女性，BMI 29，A1c 7.7%，アマリール1mg＋メデット750mg，ランタス20単位

トンカツ
ポークソテー

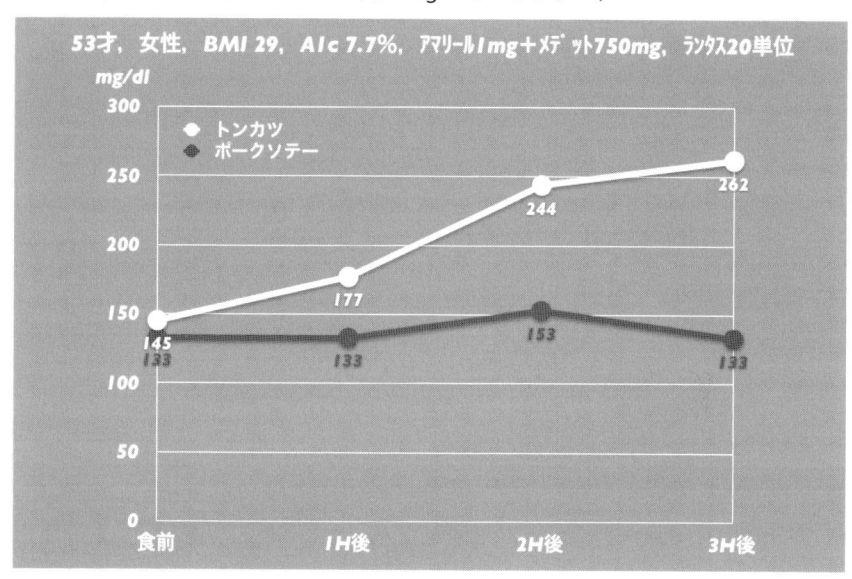

食前 145 / 133
1H後 177 / 133
2H後 244 / 153
3H後 262 / 133

図52 生牡蠣 5 個：牡蠣素焼き vs 牡蠣フライ対決
（どちらも米飯なしで召し上がっています）

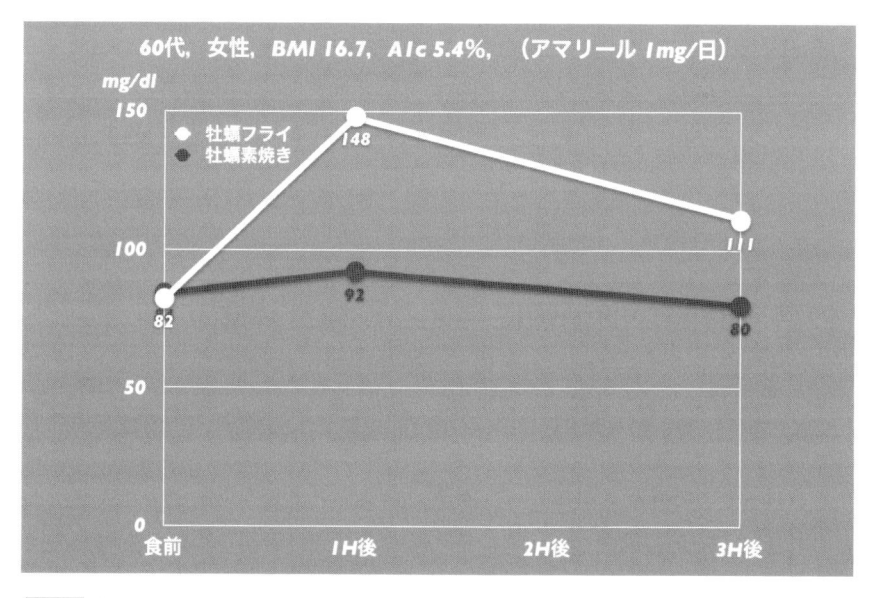

60代，女性，BMI 16.7，A1c 5.4%，（アマリール 1mg/日）

牡蠣フライ
牡蠣素焼き

食前 82
1H後 148 / 92
2H後
3H後 111 / 80

図53 天ぷら＋米飯 120g

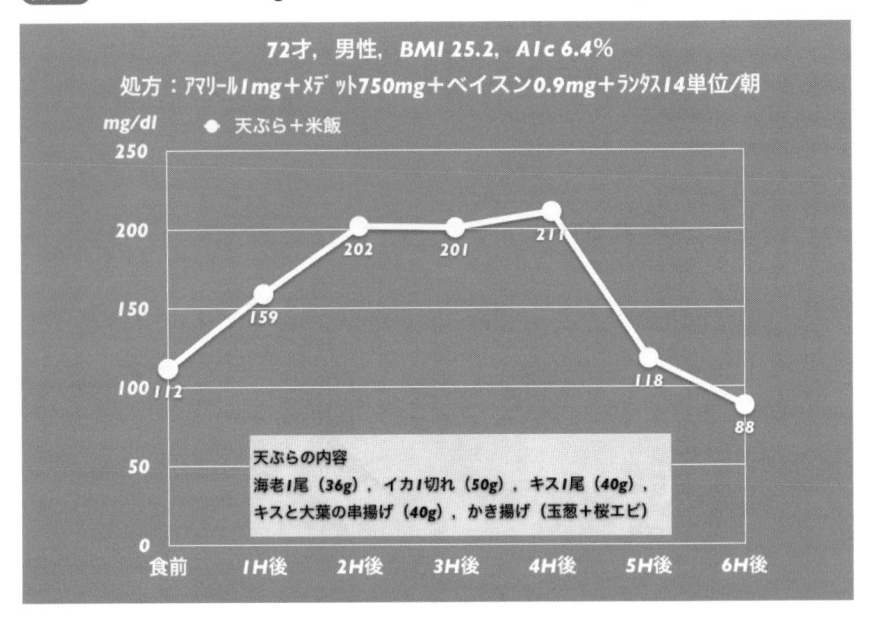

72才，男性，BMI 25.2，A1c 6.4%
処方：アマリール1mg＋メデット750mg＋ベイスン0.9mg＋ランタス14単位/朝

● 天ぷら＋米飯

食前 112 → 1H後 159 → 2H後 202 → 3H後 201 → 4H後 211 → 5H後 118 → 6H後 88 (mg/dl)

天ぷらの内容
海老1尾（36g），イカ1切れ（50g），キス1尾（40g），
キスと大葉の串揚げ（40g），かき揚げ（玉葱＋桜エビ）

摂られていませんが，食後1時間値では60mg/dl近い差を認めます．

さらに天ぷらで実験してくださった患者さんがおられましたので，ご紹介します（図53）．

トンカツと同様，血糖値が4時間後まで高止まりしているのがわかります．パン粉や天ぷら粉で揚げた料理の特性をよく理解して，こうした料理を上手に楽しんでください．

F 食事時間が血糖値に与える影響を体験する

にぎり寿司12貫を10分間で食べる vs 10分間に2貫ずつ1時間かけて12貫食べる

これは，1人で回転寿司に入って素早く食事を済ませる場面と，家族や友人とお酒を酌み交わし歓談しながら，ゆっくりとにぎり寿司を堪能する場面を比

較してほしいと思います．

　筆者の場合でいうなら，後者の方がはるかに血糖値は上昇しません．

G 飲酒の血糖値への影響を体験する

　チーズ＋パスタ1人前　vs　グラスワイン2杯＋チーズ＋パスタ1人前

　我が国ではあまり科学的な根拠なく，糖尿病患者への飲酒制限指導が横行しています．1990年以降，EBM（科学的根拠に基づく医療）という臨床疫学を用いた医学が重視されています．現在，飲酒制限が血糖コントロールに有効であるというエビデンス（科学的根拠）は存在しません．にもかかわらず，我が国の多くの医療者が糖尿病患者に禁酒や飲酒制限を強要している現実はきわめて憂慮すべき状況といえます．飲酒は肝臓からの糖放出を抑制することによって血糖値を低下させます．少なくとも血糖値を上昇させるものではありません．私はエタノール換算で20〜30mlの飲酒なら，毎日続けてもよいと伝えています．

　節度をもって飲酒を楽しむことが大切で，人生の質を高めてくれるものなら，何でも糖尿病治療にプラスに働くはずです．ただ，飲酒の血糖値への影響は，お酒に強いか弱いかで異なるはずで，筆者のようにお酒に弱い人間は，飲酒による血糖低下作用という恩恵？　が得られますが，お酒に強い人では飲酒による血糖低下作用を実感しにくいかも知れません．それゆえ，私は飲酒を愛好するすべての糖尿病患者さんに対して，飲酒の血糖値への影響を検証する実験を行うことを勧めます．

H 酢の血糖値への影響を体験する

　米飯160g　vs　酢飯160g

　酢はグリセミック指数を低下させることが知られ，酢飯や酢の物の添えるこ

第7章 〜主菜2 肉料理〜　血糖管理のための栄養療法を始める

図54 米飯 vs 酢飯

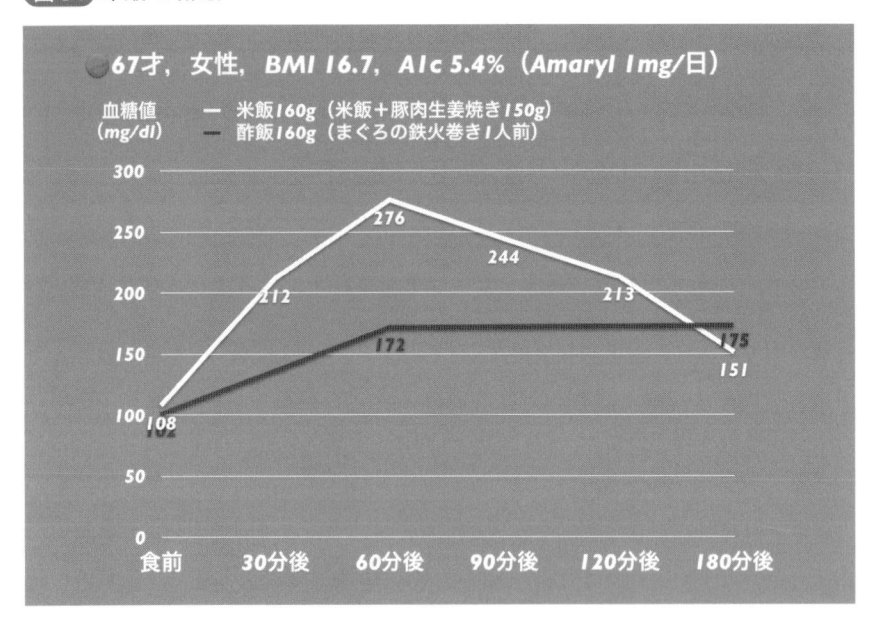

●67才，女性，BMI 16.7，A1c 5.4%（Amaryl 1mg/日）

血糖値（mg/dl）
― 米飯160g（米飯＋豚肉生姜焼き150g）
― 酢飯160g（まぐろの鉄火巻き1人前）

米飯：食前 108 → 30分後 212 → 60分後 276 → 90分後 244 → 120分後 213 → 180分後 175
酢飯：食前 102 → 60分後 172 → 180分後 151

との有効性が指摘されています．以下に米飯と酢飯の血糖値への影響の差異を示した患者さんの体験をお示しします．米飯160g＋豚肉生姜焼き150gとまぐろの鉄火巻きの比較です（図54）．

ご覧のとおり，米飯では108mg/dl（食前）→276mg/dl（1時間値）と上昇していますが，酢飯では，102mg/dl（食前）→172mg/dl（1時間値）と，100mg/dl以上の差を認めています．

12 カーボカウント学習の5つのステップ

さあ，本章11の8つの演習を踏まえて，皆さんにカーボカウントの効果的な用い方について解説してみたいと思います．これからカーボカウントを実践してみたいと思っている皆さんは，次のステップにしたがって，実践してみましょう！

12. カーボカウント学習の5つのステップ

> **カーボカウント学習の5つのステップ**
>
> **第1ステップ**：炭水化物量をモニタリングする方法をマスターし，自分固有のカーボ・トライアングルを確認する
> **第2ステップ**：炭水化物の種類による血糖値への影響の差異を確認する
> **第3ステップ**：同じ炭水化物量であっても，食材によって血糖値への影響が異なることを確認する
> **第4ステップ**：蛋白質のインスリン分泌刺激作用を活用する
> **第5ステップ**：混合食（特に揚げ物料理）での自分固有の血糖応答を正確にイメージできるように訓練する

では，それぞれについて解説していきたいと思います．

■第1ステップ：炭水化物量をモニタリングする方法をマスターし，自分固有のカーボ・トライアングルを確認する

1) カーボカウントの基本は食事の炭水化物量をモニタリングしながら，血糖管理を行うことです．そのためにはまず代表的な食材の炭水化物量を覚え，大雑把なカーボカウントをできるようになることが必要です．巻末のカーボ表を参照してください．

2) カーボカウントができるようになったら，次に行ってほしいことは本章8-B（102頁），8-C（103頁）に示した食パン試験を行って，**「自分固有のカーボ・トライアングル」**を確認することです．そして，あなたの食後血糖目標，たとえば1時間値＜180mg/dl，2時間値＜140mg/dlを達成できる炭水化物量を確かめてください．この際，食後血糖値は一緒に食べる蛋白質，脂質の影響を強く受けますので，食パン＋バター＋コーヒーのようなシンプルなメニューが良いと思います．

■第2ステップ：炭水化物の種類による血糖値への影響の差異を確認する

次に学習することは，炭水化物の種類による血糖値への影響の差を確認することです．たとえば米飯，食パン，じゃが芋，かぼちゃなどのでんぷん類とその他の炭水化物である，フルーツ，大豆以外の豆類，乳製品などとの差異を確認してください．フルーツは一般的に急激に上昇しますが，下降もかなりすみやかです．大豆以外の豆類の血糖値への影響はどうでしょうか？　自分自身で確認してみることを勧めます．

■第3ステップ：同じ炭水化物量であっても，食材によって血糖値への影響が異なることを確認する

次に行うことは同じでんぷん類であっても，食材によって血糖値への影響が異なることを確認することが大切です．たとえば，食パンと米飯ではどうでしょうか？　グリセミック指数値では米飯の方が食パンよりも低く記載されていますが，多くの患者さんの結果を見る限り，人によってさまざまです．また，すでにご紹介したように，うどん，そば，スパゲッティ，中華麺などの麺類も血糖値への影響が大きく異なることが観察されます．したがって，たとえばうどんの場合なら「4カーボ」しか食べられない方でも，スパゲッティなら「5カーボ」まで安心して食べられるという方もきっといるはずです．また，米飯を酢飯にすることによって，米飯を食したときよりも食後1時間値が100mg/dlも低くなった例をご紹介しました．こうした実験はどれも，あなたが豊かな食生活を手に入れるためにとても大切な基礎実験です．

■第4ステップ：蛋白質のインスリン分泌刺激作用を活用する

最後に行っていただきたいことは「蛋白質のインスリン分泌刺激作用」を確認することです．蛋白質のインスリン分泌刺激作用については「朝マック vs トースト」の実験や「かけうどん vs 鴨南蛮うどん」の実験で解説しました（第5章, 3-B-3）が，知識があやふやな方は第5章へ戻って，もう一度確認してください．うどん1玉を食べるよりも，鴨肉100gを加えて食べた方が，食後血糖

値が上昇しないという現象がすべての患者さんに現れる現象かどうかは明らかではありません．おそらく1型糖尿病患者さんやインスリン分泌が高度に枯渇した2型糖尿病患者さんでは観察されないと思います．しかし，筆者の経験では，痩せた予備軍の人々においては，この現象が広く観察されます．ただし，血糖上昇抑制作用を発揮させるために必要な炭水化物と蛋白質の比率は患者さんによって異なるようです．筆者は，わずかな炭水化物摂取で食後1時間値が200mg/dl を超えてしまう，こうした痩せた予備軍の方々に，豊かな日本の炭水化物食文化を享受していただくために，この蛋白質のインスリン分泌刺激作用を活用することを提案したいと思います．日本人なら誰だって，丼ものやうどん，そばなどを食したいはずです．ぜひ，試してみてほしいと思います．

■ **第5ステップ：混合食（特に揚げ物料理）での自分固有の血糖応答を正確にイメージできるように訓練する**

天ぷらやトンカツなどの揚げ物もたまには味わいたい料理です．少し少なめの米飯と組み合わせながら，食前，食後1時間，2時間，3時間，4時間と血糖応答を追いかけることで，食後ピーク値，ピークに至るまでの時間，基線に戻るまでの時間を確認しておきましょう！こうすることで，長時間高血糖に曝すことなく，上手に揚げ物を食べるコツを発見できます．少なくとも何も知らずに，こうした料理を食べるよりははるかにマシです．

こうした料理が自分の血糖応答に及ぼす影響を正確に把握することで，あなたの心に，こうした料理に対する自制心を喚起する効果もあるかもしれません．

13 腎障害とカーボカウント（重要なメッセージ）

これまでカーボカウントの実践方法について説明してきましたが，ここではカーボカウントを実践する上でもっとも注意すべき点，すなわち腎障害を有する患者さんがカーボカウントを行う上での注意点について，少し詳しく述べたいと思います．その理由は，カーボカウントを熱心に行っている患者さんの中に，炭水

化物制限のもつ，こうした危険性に対する認識が低く，栄養バランスを無視した乱暴な炭水化物制限を行っている人々が多数存在し，そのことが我が国におけるカーボカウント普及を妨げる一因となっているように思われるからです．そこで，こうした人々に対して十分な情報提供をするため，「腎障害とカーボカウント」というテーマで執筆することにしました．しかし，なにぶん腎臓病学は筆者の専門領域ではないため，かみ砕いた表現で説明することができず，少し難解な印象を与えてしまうかも知れませんが，どうかご容赦ください．

A 腎機能障害とカーボカウント

　カーボカウントは炭水化物摂取量を管理することによる食後血糖管理ですので，我が国のような食文化圏ではどうしても高蛋白食に傾きがちです．米国糖尿病協会が提唱する炭水化物40％，脂質40％，たんぱく質16〜20％という栄養処方を，我が国で実践することは現実的ではありません．つまり，**カーボカウントは高蛋白食を避けることができない**という現実が存在します．

　一方，罹病期間の長い糖尿病患者さんの中には糖尿病性腎症を合併している方が多く，腎症の進展・悪化を阻止するためには厳格な血圧管理，血糖管理とともに，塩分およびたんぱく質制限が重要とされています．それゆえ，**腎症を有する糖尿病患者さんがカーボカウントを実践することは，腎機能障害をさらに悪化させる危険性をはらんでいます**．

　そこで，ここではカーボカウントを安全に行っていただくために，糖尿病性腎症と次に述べる慢性腎臓病（Chronic Kidney Disease：CKD）について概説し，あなたがカーボカウントを安全に行うことのできる状態にあるのかどうか，自己点検していただきたいと思います．厚労省の基準（2005年）によると，「**健常日本人の蛋白質摂取推奨量は 0.93g/kg/日とされ，蛋白質制限は 0.6〜0.8g/kg/日で行われることが多い**」ようです．以上のことを踏まえながら，次の説明をお読みください．

13. 腎障害とカーボカウント（重要なメッセージ）

B 腎機能の評価方法

　腎機能の評価は血清クレアチニン値を基にした推定式で糸球体濾過量（eGFR）を推定して行われています．これまで一般外来においては血清クレアチニン値のみによって腎機能が評価されていましたが，クレアチニン値はGFRが50％未満に低下して初めて上昇してくるので，早期の腎障害を評価することには適していませんでした．近年，CKDという概念の登場に伴って，血清クレアチニン値による日本人のGFR推算式（改訂MDRD簡易式）が発表され，日常診療に広く普及しつつあります．

$$eGFR\ (ml/min/1.73m^2) = 0.741 \times 175 \times 年齢^{-0.203} \times 血清クレアチニン^{-1.154}$$
（女性はこれに× 0.742）

図55　eGFR 推定のためのノモグラム
「CKD 診療ガイド」（東京医学社）p.31，図 19「eGFR 推定のためのノモグラム」より引用

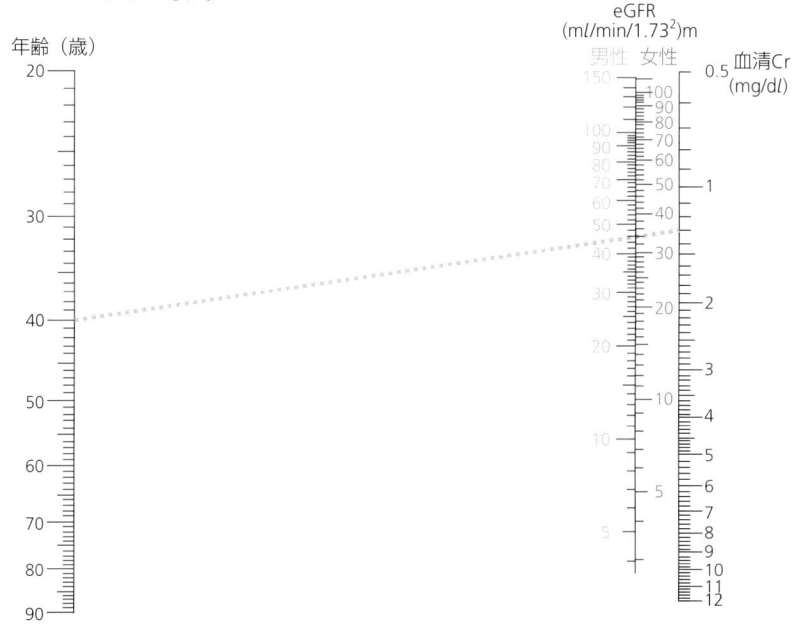

eGFR 男女・年齢別早見表と eGFR 推定のためのノモグラムを，前頁の図 55 に示しました．

C 腎障害を合併した糖尿病

❶ 糖尿病性腎症

表 14 糖尿病性腎症生活指導基準

病期	検査値
	GFR 尿蛋白
第 1 期 （腎症前期）	正常〜高値
	陰性
第 2 期 （早期腎症期）	正常〜高値
	微量アルブミン尿（30〜299mg/gCr）
第 3 期 A （顕性腎症前期）	60m*l*/分以上
	持続性蛋白尿（微量アルブミン 300mg/gCr 以上）
第 3 期 B （顕性腎症後期）	60m*l*/分未満
	持続性蛋白尿 1g/日以上
第 4 期 （腎不全期）	高窒素血症
	蛋白尿
第 5 期 （透析期）	

13. 腎障害とカーボカウント（重要なメッセージ）

　糖尿病は CKD 対策の最重要課題であり，厳格な血糖管理（A1c ＜ 6.5 ％）と血圧管理（130/80 以下）が求められています．糖尿病性腎症は第 1 期～第 5 期の病期（ステージ）に分類され，各病期に合わせた栄養療法が推奨されています．まず糖尿病性腎症の各病期とそれぞれの生活指導基準を，日本腎臓病学会編 CKD 診療ガイドから抜粋して，表 14 にまとめました．

　第 1 ～ 2 期までは血糖コントロールが中心で，蛋白制限はあまり問題にされません．しかし，第 3 期以降には「蛋白制限食」という言葉が出てきます．第

栄養療法			妊娠・出産	治療，食事，生活のポイント
総エネルギー kcal/kg/日	蛋白質 g/kg 体重/日	塩分制限 g/日		
25 ～ 30	1.0 ～ 1.2	制限せず	可	・血糖コントロール ・蛋白の過剰摂取は好ましくない
25 ～ 30	0.8 ～ 1.0	制限せず	可	・厳格な血糖管理・降圧治療 ・蛋白質の過剰摂取は好ましくない
25 ～ 30	0.8 ～ 1.0	7 ～ 8	不可	・厳格な血糖コントロール ・降圧治療・蛋白制限食
30 ～ 35	0.8 ～ 1.0	7 ～ 8	不可	・血糖コントロール・降圧治療・蛋白制限食 ・浮腫の程度，心不全の有無により適宜水分制限
30 ～ 35	0.6 ～ 0.8	5 ～ 7	不可	・血糖コントロール・降圧治療・低蛋白食 ・浮腫の程度，心不全の有無により適宜水分制限
血液透析: 35～40 腹膜透析: 30～35	1.0 ～ 1.2 1.1 ～ 1.3	7 ～ 8 8 ～ 10	不可	・血糖コントロール・降圧治療・透析療法または腎移植・水分制限

3期は蛋白尿の程度によって，3A期，3B期に分類され，この2つは腎機能（GFR：糸球体濾過率）上からも，GFR ≧ 60ml/分（3A期），＜ 60ml/分（3B期）となっています．蛋白尿が多いほどCKDの進行速度が速いため，特に3B期以降は血圧および血糖管理，栄養管理が厳格に行われることが必要になります．

❷ 慢性腎臓病（Chronic Kidney Disease，CKD）

　近年，CKDという概念が注目されています．この概念は原因を問わず，腎障害の存在（特に蛋白尿の存在が重要）または**糸球体濾過量（GFR）の低下**（60ml/1.73m^{2}未満）で定義され，心血管疾患と末期腎不全発症の重要な危険因子として注目されています．CKDが今注目されている理由は，第1にその**罹患率の高さ**にあります．日本腎臓病学会によると，我が国の20歳以上の一般住民において，GFR＜60ml/min以下の人は1926万人（18.7％）で，これは一般成人の約1/5に相当します．第2に，**CKDのステージが進むほど，心血管病の発症リスクが高まる**点です．このため，我が国においても厚労省，日本医師会，日本腎臓病学会などが中心となって，CKDの早期発見・早期治療を推進するための啓蒙活動が積極的に展開されています．糖尿病はCKDを高率に合併する疾患であることから，診療上の大きな問題となっています．日本腎臓病学会発行「CKD診療ガイド」からCKDステージ分類を，次頁の表15にまとめました．

　CKDはGFRによって5つのステージに分類されています．CKDに対する栄養療法は塩分制限と蛋白質制限ですが，ここではカーボカウントを行う上で問題となる，各ステージ別の蛋白質制限に関するステートメントを以下にまとめてみました．

- CKD 1期・2期に関して，蛋白質制限が腎機能障害の進行を抑制するという明らかなエビデンスは証明されていません．
- CKD 3期相当症例に対する研究において，0.6g〜0.8g/日の蛋白質制限が有効であったと報告されています．
- 一方，糖尿病性腎症における蛋白質制限食の有効性に関する研究は，1型糖

13. 腎障害とカーボカウント（重要なメッセージ）

表 15 CKD のステージ分類

病期ステージ	重症度の説明	進行度による分類 GFR * ml/min/1.73m^2
	ハイリスク群 （高齢，脂質異常症，高尿酸血症，糖尿病，喫煙，高血圧，肥満，メタボリックシンドロームなど）	≧ 90（CKD のリスクファクターを有する状態で）
1	腎障害は存在するが，GFR は正常または亢進	≧ 90
2	腎障害が存在し，GFR が軽度低下	60 〜 89
3	GFR 中等度低下	30 〜 59
4	GFR 高度低下	15 〜 29
5	腎不全	< 15

＊ GFR：糸球体濾過率
単位時間あたりの腎臓のすべての糸球体により血漿が濾過される量のこと．厳密に測定するにはイヌリン・クリアランスを用いるが，近年医療の現場では eGFR（estimate GFR；推定糸球体濾過率）で代用されることが多い．

尿病患者についてはメタ解析（同一条件で行われ発表された研究論文の結果を集めてきて，再度統計処理して分析する解析方法）にて蛋白質制限食（0.3 〜 0.8g/kg/日）による腎機能障害進行の予防効果が報告されていますが，2 型糖尿病患者を対象とした蛋白質制限食の，腎機能障害進行抑制作用に関する質の高い報告はありません．

- 糖尿病性腎症に関する現時点での蛋白質制限食には，腎機能障害を有意に抑制するというエビデンス（科学的根拠）は乏しいのですが，いくつかの論文結果から，軽度に抑制する可能性はあるようです．

- 結局，現在のコンセンサスとしては，**糖尿病性腎症 3 期～ 5 期の場合，あるいは尿蛋白量を減少させたい場合には，0.6 ～ 0.8g/kg 標準体重/日の蛋白質制限を行う**とされています．したがって，糖尿病性腎症 1 期～ 2 期，CKD1 期～ 2 期については蛋白質制限を行うに足る十分なエビデンスがないことになります．
- つまり，言い換えると，**CKD1 ～ 2 期の患者さんが行う炭水化物制限を有害とする明らかな科学的根拠はありませんが，CKD3 期以降，糖尿病性腎症 3 期以降の患者さんが炭水化物制限を行うことには一定のリスクを伴うので，カーボカウント指導に熟練した医師または管理栄養士，そして腎臓内科医師の指導の下に注意深く行うことが求められます．**

D あなたの腎臓の状態を正確に把握しましょう！

さあ，それではあなたの腎臓が現在，どのようなステージにあるのか，チェックしてみましょう！

■糖尿病性腎症

蛋白尿（−），微量アルブミン尿＊＜ 30mg/gCr：	病期 1
蛋白尿（±）～（＋），微量アルブミン尿 30 ～ 299mg/gCr：	病期 2
蛋白尿（＋），微量アルブミン ≧ 300mg/gCr：	病期 3A
蛋白尿（＋）以上，蛋白尿 ≧ 1g/日：	病期 3B
蛋白尿，高窒素血症（血清クレアチニン値の上昇）：	病期 4 および 5

＊微量アルブミン尿検査：糖尿病性腎症の早期診断のために早期糖尿病性腎症で，微量アルブミン尿を疑う場合に，3 カ月に 1 回行うことができます．なるべく午前中の随時尿で行います．診断基準は，尿中アルブミン 30 ～ 299mg/gCr で，3 回測定し，2 回以上該当する場合とされています．

あなたはどの病期にありましたか？　病期 1 および 2 期であれば，安全にカーボカウントを行うことができますが，病期 3 期以降であれば注意が必要，病

期4～5期であれば，カーボカウントは勧められません．

■慢性腎臓病 CKD

121頁に示しました図55「eGFR 推定のためのノモグラム」を用いて，あなたのeGFRを算出してみましょう！

GFR ≧ 90ml/min：	病期 1
GFR 60～89ml/min：	病期 2
GFR 30～59ml/min：	病期 3
GFR 15～29ml/min：	病期 4
GFR ＜ 15ml/min：	病期 5

注）血清クレアチニン値による GFR 推算式は GFR ＜ 60ml/min/1.73m^2 以下では正確に算出されますが，GFR ＞ 60ml/min/1.73m^2 の患者さんでは低く推算されますので注意してください．

GFR ＜ 60ml/分で CKD3 期に相当し，蛋白制限食が必要なステージとなりますので，カーボカウントを行うためには注意が必要となり，CKD 4～5 期であればカーボカウントは勧められません．

日本腎臓病学会編・CKD 診療ガイドによると，GFR ＜ 50ml/min の患者は腎臓専門医へ紹介すべき時期であると記載されています．それを裏付ける我が国における疫学調査があります．

2006年度日本腎臓病学会学術総会に発表された，一般人を対象とした疫学研究によると，**GFR 60ml/min 以上，70ml/min 未満の群の腎機能低下率を基準にした場合，GFR 50ml/min 未満の群では 2 倍以上のスピードで腎機能低下が進行することが報告されています**．血糖管理も大切ですが，GFR ＜ 50ml/min の方々は蛋白質管理をくれぐれも侮らないようにご注意ください．

E カーボカウントを安全に行うための自己チェック表

　糖尿病性腎症の病期や CKD のステージ別にカーボカウントを行う上での安全性を A ～ D の 4 段階で判定します．

> **判定 A**: CKD1 ～ 2 期，糖尿病性腎症 1 ～ 2 期に該当する方々です．蛋白尿は（±）～（＋），微量アルブミン尿は 300mg/gCr 未満です．
> このグループの人々は安全にカーボカウントを行うことができます．インスリン分泌能に応じて，炭水化物比率を最大 30％まで制限することもできます．
>
> **判定 B**: 糖尿病性腎症 3A 期，CKD2 期に該当する方々です．持続性蛋白尿を呈しますが，1g/日未満です．
> このグループの人々はカーボカウントを行う上で十分な注意が必要です．定期的に医師または管理栄養士に食事記録を提出して，蛋白質過量摂取になっていないかどうかチェックしてもらいましょう！
>
> **判定 C**: 糖尿病性腎症 3B 期，CKD3 期に相当する方々です．CKD3 期以降は蛋白質制限が必要なステージです．しかも，3B 期は 1g/日以上の持続性蛋白尿を呈しています．このグループの人々はより一層蛋白質制限が必要な段階であると考えられます．
> したがって，より一層厳格な栄養バランスが求められますので，カーボカウント指導に熟練した医師または管理栄養士による管理の下，定期的な腎機能検査や検尿を行ってください．また 50％未満の炭水化物制限はなるべく避けた方が安全です．
> さらに eGFR ＜ 50ml/min の患者さんでは 50％以下の炭水化物制限を不可とし，腎臓内科専門医の併診も必要になります．
>
> **判定 D**: 糖尿病性腎症 4 ～ 5 期，CKD 4 ～ 5 期に相当する方々です．このグループの人々が炭水化物制限を行うことはできません．

13. 腎障害とカーボカウント（重要なメッセージ）

これまで述べてきたことを表16にまとめてみました．

このように，腎障害を合併した患者さんがカーボカウントを行う際には十分な注意が必要であることに留意してください．特に糖尿病の罹病期間が長い方，高血圧の罹病期間が長い方，喫煙者，高度肥満者，鎮痛剤を常用している方，高齢者などはCKDを合併している確率が高いので医師とよく相談してください．

表16 腎障害合併時のカーボカウントの安全性評価

腎症病期	CKDステージ	GFR (ml/min)	カーボカウントの安全性	炭水化物比率の許容範囲
腎症1期	CKD1期	≧ 90	A	30〜60%
腎症2期	CKD2期	60〜89	A	30〜60%
腎症3A期	CKD2期	〃	B	(40)〜60%
腎症3B期	CKD3期	30〜59	C	50〜60%
腎症4期	CKD4期	15〜29	D	
腎症5期	CKD5期	＜ 15	D	

A：安全に行える．
B：十分な注意が必要．
　　持続性蛋白尿を呈する場合，なるべく50％以下の炭水化物制限は避ける．
C：カーボカウント指導に熟練した医師または管理栄養士の指導の下に注意深く行う必要がある．蛋白質過剰摂取による腎機能悪化を予防するため，50％以下の炭水化物制限はなるべく避ける．
　　eGFR＜50ml/min以下の場合，50％以下の炭水化物制限は不可とし，腎臓内科医師の併診が必要．
D：炭水化物制限を行うことは不可．

F 「腎障害とカーボカウント」の総括

　以上，腎障害をもった方々のカーボカウントについて述べてきました．ここまで「エネルギー制限なんて何のその！」とカーボカウント行け行けモードで読んでこられた方にとっては，ちょっと肩すかしを食らったような気分かも知れません．しかし，それくらい「炭水化物管理と蛋白質管理」，言い換えると「血糖管理と腎障害の管理」を両立することは難しい問題なのです．厳密に考えたら両立は不可能です．血糖管理によかれと思うことは腎臓にとっては負担となり，腎臓にとってよかれと思うことは血糖管理の犠牲を強いることになるからです．つまり，CKD3期の方が対総エネルギー比50％の炭水化物制限で血糖管理を行おうとすると，0.6〜0.8g/kg（標準体重）を守ることは困難になりますし，蛋白質制限を遵守しようとすれば，炭水化物比率が高くなって，薬物療法の援助なしには血糖管理を制御することは困難になります．

　それでは私たちはいったいどうすればよいのでしょうか？　両立を望む，欲張りな考えを捨てて，両者の最良の妥協点を求める現実的な発想が大切なのではないかと筆者は考えます．つまり，あなたが血糖管理を優先したいと望むのなら，炭水化物管理を中心に進めてみるのです．腎機能は蛋白制限だけで決まるのではありません．血糖管理，血圧管理，そして何よりも患者さんの意欲の影響も受けるはずです．蛋白制限を犠牲にする代わりに血糖管理を改善し，血圧管理を強化することもできるはずです．そして数カ月間観察してみて，腎機能の維持が難しいことが判明したら，炭水化物管理重視から蛋白質管理重視に方針転換を図ればよいのではないでしょうか？

　ここまで書いてきて気づいたことがあります．それはこうした考え方の対立そのものが**「カーボカウントとバランス食の対立の本質」**ではないか？　ということです．カーボカウントが極めて**現実重視の立場**であるのに対して，バランス食は厳密であるがゆえに融通の利かない，**生物学重視の立場**に立っているからです．

これはそのまま「**学問（生物医学モデル）**」と「**臨床（人間科学）**」の関係に置き換えることができます．「学問」は妥協を許さず，原則を貫くことを重視しますが，臨床はさまざまな妥協を私たちに要求します．患者さんの希望に添った提案をすることで，患者さんの意欲を引き出すことがときに「学問」よりも大切な場合があります．

　これはまた私たちの人生と同じです．仕事に生き甲斐を求めれば，収入が減って，日常生活では我慢を強いられます．しかし，収入アップを望めば，毎日の仕事で自分の好き嫌いばかり言っていられませんから，仕事の上で妥協や我慢を強いられることを覚悟しなければなりません．腎障害の管理と血糖管理もこれと同じだと考えましょう！

　大切なことは，1つの価値観にとらわれず，常に「臨床の裁量」を大切にしながら臨床経過を慎重に追跡して，その結果で柔軟に判断していくことができるスタンスではないかと筆者は考えています．

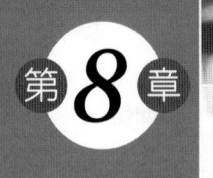

第8章 〜デザート1〜 カーボカウントを教える

　この章では管理栄養士，医師，看護師がカーボカウントを，どのように指導していったらよいか？　ということについて，論じていきたいと思います．

1 栄養指導のスタイル

　管理栄養士さんの栄養指導のスタイルを3つに分類し，それぞれの長所・短所を思いつくまま書いてみます．どの指導スタイルもそれぞれ長所と短所をもっています．管理栄養士さんは，自分の個性を知って，自分と相性の合う相手を見つけられるようになって欲しいと思います．

❶ 箱形

　この指導法は我が国で広く行われている食品交換表に基づく標準的な指導法です．つまり，**「型にはめて，しっかり教える」**というスタイルです．この方法の良い点は，何といっても栄養バランスに優れている点，当初は「表に基づく指導」に当惑する方もおられると思いますが，それに慣れてしまえば，プロフェッショナルなバランス食を手軽に実現することができます．欠点は何といっても栄養バランスが決められてしまうので，献立の自由度がたいへん狭く，エネルギー量も決められているので，楽しくないことです．さらにインスリン分泌低下型の患者さんにとっては炭水化物摂取量が相対的に多くなるため，食

後血糖管理が難しくなります．

❷ 検定型

　このタイプの指導スタイルは20年以上のキャリアをもつ，しゃきしゃきの・・・・・・ベテラン栄養士さんにしばしばみられます．バランス食の考え方は，人間にとって最適な栄養バランスを栄養科学的に追求しようというものです．特に蛋白質の摂取基準は標準体重1kg当たりのグラム数で定義されています．したがって，**その指導は大変厳格で妥協を嫌います**．こうした教えに忠実な栄養士さんはイスラム原理主義者のように（喩えが悪くてすいません（^^;)），世の中には「健康によい食事」と「健康に悪い食事」の2種類しか存在しないと考えます．そして健康に悪い食事には容赦ない批判を加えます．こうしたスタイルの指導者は，食生活に限らず，人生全般に対して主体性をもった生き方を見い出せずにいる人々には明解で頼もしい指導者と映るに違いありません．しかし，自分なりのスタイルを求める患者さんにとっては，我慢ならない指導者と受け止められるかもしれません．

❸ 問題解決指向型

　近年，慢性疾患の指導理念には**患者の主体性を尊重したアプローチ**が広く取り入れられるようになってきました．こうした指導理論を受けた管理栄養士さんは「問題解決指向型」のアプローチを目指します．彼らは決して患者さんの食生活を批判しません．患者と協力しながら，患者の問題点を探し，共に協力しながら問題解決の方法を探っていきます．こうした指導者は，自ら主体的に問題点を発見し，解決方法を見出す主体性をもった人々にはなくてはならない存在となります．しかし，❷の指導者に惹かれるような主体性をもたない患者さんでは，よい結果が得られません．

❹ カーボカウントという新しい指導法

　以上の3つのアプローチとは別に，カーボカウントという指導スタイルを提案したいと思います．カーボカウントは**「血糖管理のための栄養療法」**です．

第8章 〜デザート1〜 カーボカウントを教える

もちろん，栄養バランスも重視しますが，血糖管理をもっとも重視する，とても現実的な栄養療法を提案しています．その理論の詳細については，これまでの章でずっと述べてきましたので割愛しますが，その<u>最大の特徴は個人の病態の違いを重視している点</u>です．一人ひとりの炭水化物処理能力に応じて適切な炭水化物バランスを定義します．そして**エネルギー制限はオプション**となります．つまり，「カロリーのことを勉強したいという人にだけオプションで教えますよ」というスタンスです．その長所はこれまでの章で十分述べてきましたので割愛しますが，「箱形」「検定型」とは随分異なった指導を展開することができます．また「問題解決指向型」では指導が難しかった主体性の乏しい人々に対しても，自己血糖測定というツールに興味を示してくれる人であれば，問題解決に繋げることができるかもしれません．

2 糖尿病治療における栄養療法の位置づけ
（カーボカウント vs 食品交換表）

■カーボカウントは食後血糖管理の重要な手段

次頁の図56のように，バランス食という概念は人間の健康にとって最適な栄養バランスを定義し，その具現化を目指す栄養療法ですので，もともと血糖値を管理することを強くは意識していません．これに対して，カーボカウントは「血糖値を管理する」ことを目的とした栄養療法です．従来，栄養療法は糖尿病治療の基本治療に位置づけられてきましたが，カーボカウントでは薬物療法と肩を並べる存在であり，カーボカウントだけでは血糖値を制御することができなくなったときに初めて薬物療法に移行していきます．これまで管理栄養士という立場はどちらかといえば，糖尿病治療を陰から支える地味な存在でした．しかし，カーボカウントという指導スタイルにおいては，糖尿病治療におけるその役割が大きく拡大し，その重要性は飛躍的に増します．このため，管理栄養士にはこれまで以上に糖尿病臨床に精通した知識が求められるようになります．

3. カーボカウントにおける栄養バランスの位置づけ

図56 栄養療法の位置づけ

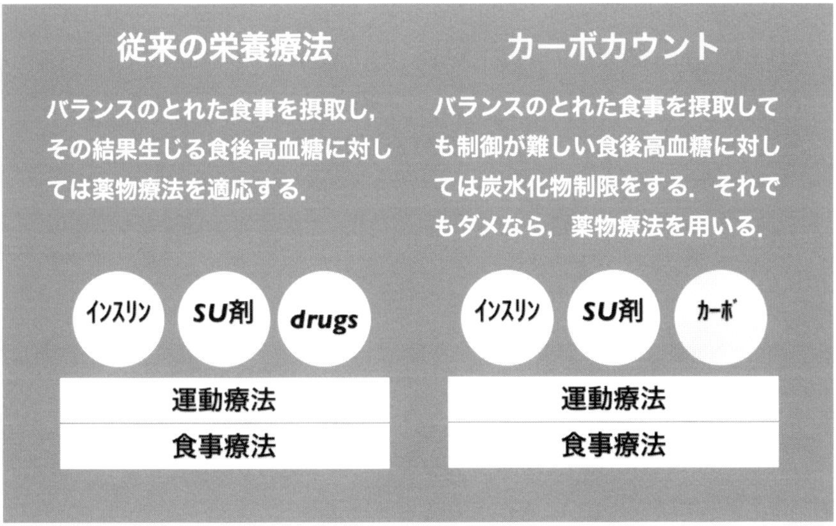

従来の栄養療法
バランスのとれた食事を摂取し，その結果生じる食後高血糖に対しては薬物療法を適応する．

インスリン　SU剤　drugs
運動療法
食事療法

カーボカウント
バランスのとれた食事を摂取しても制御が難しい食後高血糖に対しては炭水化物制限をする．それでもダメなら，薬物療法を用いる．

インスリン　SU剤　カーボ
運動療法
食事療法

3 カーボカウントにおける栄養バランスの位置づけ

A インスリン分泌能（炭水化物処理能）を中心とした新しい栄養バランスの考え方（医療従事者の方へのメッセージ）

　血糖管理を重視するカーボカウントにおける栄養バランスは，バランス食の概念で徹底的に教育されてきた栄養士さん達にとって，大きな疑問となります．皆さんにとって，**"最適な栄養バランスは患者によって異なる"**などという話はこれまで聞いたこともなかった話だと思います．しかし，血糖管理を重視するカーボカウントは一人ひとりの患者さんの炭水化物処理能力によって，適正な炭水化物比率を定義します．その他の栄養素は次のステップで考えます．
　我が国の2型糖尿病における肥満の割合は3割未満であるのに対し，欧米の

第8章 〜デザート1〜 カーボカウントを教える

2型糖尿病患者ではその大部分が高度の肥満を合併しています．5,400人にブドウ糖負荷試験（OGTT）を行い，正常耐糖能，impaired fasting glucose（IFG：空腹時高血糖），impaired glucose tolerance（IGT：境界型），軽症糖尿病，糖尿病の5群に分類して，各群の初期インスリン分泌反応とインスリン感受性を比較したBotnia Study（Diabetes. 2000; 49: 975）の結果と，我が国のOGTTの結果を比較すると，欧米人糖尿病患者のインスリン応答は，私たち日本人の健常者とほぼ同等レベルであることが示されており，β細胞容積という観点からみると，日本人は欧米人よりもはるかに脆弱であることがわかります（Diab Res Clin Pract. 2004; 66: S37-43）．

このような2型糖尿病患者における日本と欧米人の差異を考えると，我が国は欧米とは異なった，独自のカーボカウント・スタイルを確立することが必要と考えられます．それは**「低下したインスリン分泌能に見合う炭水化物量」を自己血糖測定によって決定していくという方法**です．

カーボカウントとバランス食における栄養バランスのもつ意義の違いを，図57で表現することができます．この図に示したように，**食品交換表は栄養バランスを重視するあまり，血糖管理をほとんど考慮していませんでした．**しかし，カ

図57 カーボカウントとバランス食の関係

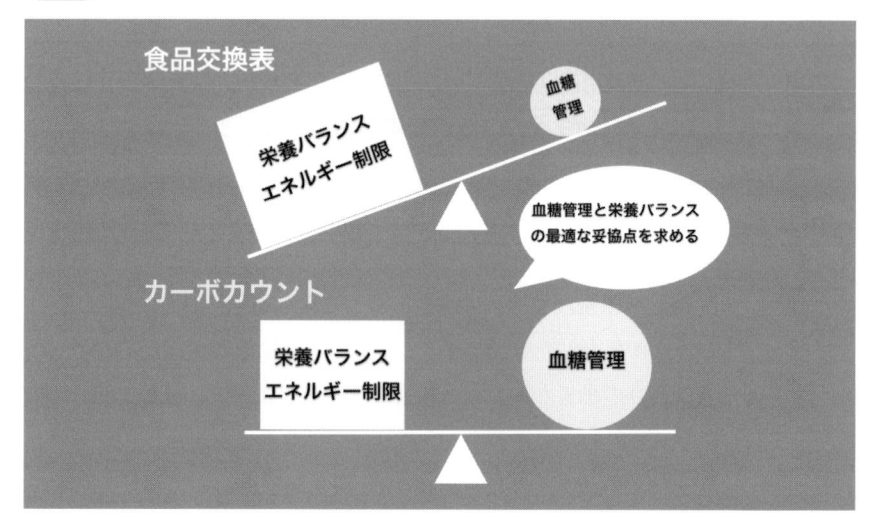

3. カーボカウントにおける栄養バランスの位置づけ

ーボカウントは血糖管理と栄養バランスを対等に扱います．つまり，血糖管理と栄養バランスの最適な妥協点を求めているのです．このため，患者の病態が異なれば，最適な栄養バランスも異なると考えます．こうしたカーボカウントを用いた個別化栄養療法を，図58のように表現することができます．

　これはたとえば，腎障害を伴わない，痩せたインスリン分泌低下型の2型糖尿病患者に対しては，まず患者のインスリン分泌能に見合った「炭水化物比率」を定義し，次に脂質異常の有無によって「脂質比率」を定義しますが，蛋白質比率はあまり重視しません．この点は，エネルギー量と蛋白質比率を大変重視していた従来の栄養療法ともっとも異なる点です．そして，腎障害を合併したケースでは蛋白質比率も考慮に入れて，慎重に栄養処方を検討していきます．こうした考え方に批判的な専門家は多いと思います．確かに，動物実験では，蛋白質の過剰摂取が糸球体高血圧を増強して腎障害を増悪することが知られています．しかし，ヒトの糖尿病性腎症においては過剰な蛋白質摂取が腎症を悪

図58 カーボカウントを用いた個別化栄養療法

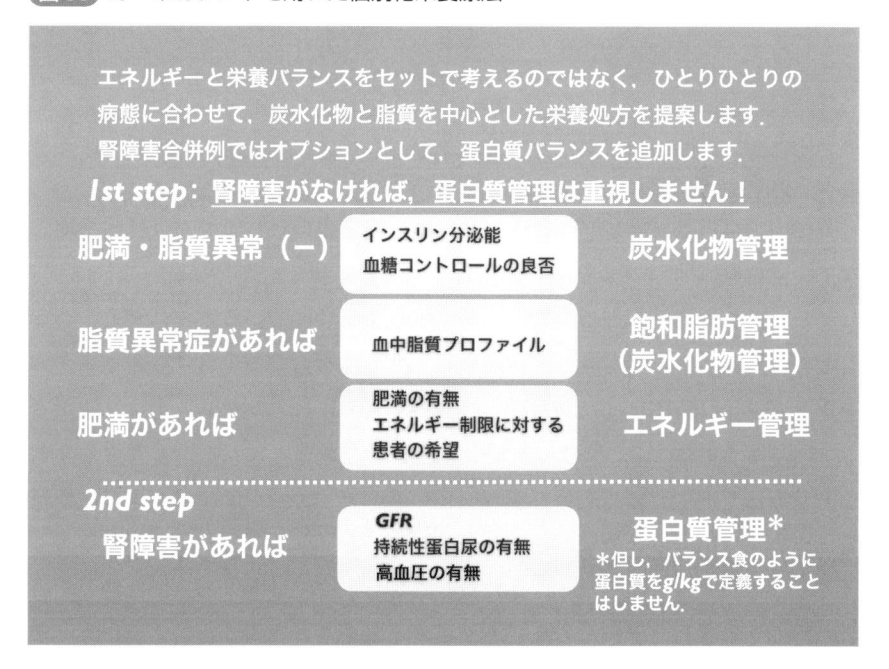

> エネルギーと栄養バランスをセットで考えるのではなく，ひとりひとりの病態に合わせて，炭水化物と脂質を中心とした栄養処方を提案します．腎障害合併例ではオプションとして，蛋白質バランスを追加します．
>
> ***1st step***：腎障害がなければ，蛋白質管理は重視しません！
>
> | 肥満・脂質異常（−） | インスリン分泌能
血糖コントロールの良否 | 炭水化物管理 |
> | --- | --- | --- |
> | 脂質異常症があれば | 血中脂質プロファイル | 飽和脂肪管理
（炭水化物管理） |
> | 肥満があれば | 肥満の有無
エネルギー制限に対する
患者の希望 | エネルギー管理 |
>
> ***2nd step***
>
> | 腎障害があれば | GFR
持続性蛋白尿の有無
高血圧の有無 | 蛋白質管理*
*但し，バランス食のように蛋白質を g/kg で定義することはしません． |
> | --- | --- | --- |

化するという報告は示されていません（ただし，非糖尿病性腎障害では蛋白質の過剰摂取が腎障害を加速するという報告がごく少数あります）．このように蛋白制限食は糖尿病性腎症の進行を抑制する可能性はあるのですが，糖尿病患者を通常蛋白食群（1.2g/kg）と蛋白制限食群（0.8g/kg）の2群に分けたランダム化比較試験では，蛋白制限食の有効性は示されていません（糖尿病性腎症の寛解を目指したチーム医療による集約的治療に関する研究．平成17年度総括・分担研究報告書．2006年度平成17年度号．p.16-23）．さらに血清クレアチニン2mg/dl未満の糖尿病性腎症3期の患者さん63例を前向きに8年間観察した研究においても，蛋白摂取量1g/kg/日以上と1g/kg/日未満の患者を比較し，腎症の病期改善やクレアチニンの倍化，透析導入の阻止に対して蛋白制限食の有効性は認められなかったという報告もあります（糖尿病診療マスター．2008; 6: 408-15）．したがって，実地臨床においては，蛋白制限にばかり目を向けるのではなく，腎症の早期診断とレニン-アンジオテンシン系阻害薬の投与，カーボカウントの活用によって，同時に血圧や血糖管理を厳格に行うといった，総合的な対策が重要と考えられます．

　もしもそうであるなら，もう少し患者の立場に寄り添って考えてみようというのが，筆者の主張です．あなたは，炭水化物管理さえしっかりと行えば，薬物療法なしに良好な血糖管理を達成できる患者さんに対して，薬物療法を使ってでも，蛋白質比率を守るように要求できるでしょうか？

　我が国では慢性腎臓病（CKD）3期の糖尿病患者に対してはもう疑う余地もなく，蛋白制限食（つまり炭水化物比率が高まります）が指導されています．しかし，これは血糖管理の面で，大きな犠牲を患者に強いることになるということを，私たち医療者はもっと考慮するべきではないかと筆者は考えます．ヘモグロビンA1c値や合併症の状況，治療内容（ボーラス・インスリン使用者は蛋白制限食を優先），患者の希望や意欲なども考慮に入れた，もう少し柔軟な栄養療法が選択される医療を実現したいものです．我が国にはあまりに教科書に忠実な，硬直した栄養療法が蔓延していると感じるのは，はたして筆者だけでしょうか？　ガイドラインを尊重しながらも，実地臨床の場では個々の患者の特性を考慮した診療を行うことが重要と考えられます．このようにカーボ

3. カーボカウントにおける栄養バランスの位置づけ

カウントを用いた個別化栄養療法では，生物医学モデルと患者の希望を均等に考慮しながら進めていくことが求められます．なぜなら，食事療法の効果は，患者の遵守率が最大に発揮されてこそ，大きなアウトカム改善を生み出すからです．我が国の糖尿病栄養療法にはこうした視点が不足しているように思われてなりません．

B 我が国にカーボカウントを導入するための課題
（患者さんへのメッセージ）

　この本を手に取ってくださった方の中にはすでにカーボカウントを実践しておられる方も多くおられることと思います．多くの患者さんがなぜ我が国ではカーボカウントが正式な栄養療法として認められないのか？　納得できないと考えておられることと思います．そのお気持ちは，ずっとカーボカウント指導とその普及のために努力してきた筆者にはよく理解できます．しかし，すでに第5章「3-B-4．糖尿病患者における高蛋白食の利点と問題点」（64頁）の中で論じたように，**「我が国ではインスリン分泌低下型の2型糖尿病患者が多いため，カーボカウントは高蛋白食を避けて通ることができない」**という問題が存在します．我が国で熱心にカーボカウントを行っている2型糖尿病患者さん達の炭水化物比率は概ね30～40％くらいと想像されます．かれらの脂質比率を30～40％と想定しても，その蛋白質比率は20～40％と考えられます．しかし，こうした高蛋白食の長期的な安全性はまだ確立していません．その上，糖尿病患者さんの多くが慢性腎臓病（CKD）を合併しているので，かれらが血糖管理ばかりを優先して，高蛋白食を継続した場合，腎機能障害を加速してしまう危険性をはらんでいます．これが，我が国において，手放しにカーボカウントを正式な栄養療法として認めることができない理由と考えられます．以下に，米国糖尿病協会の栄養勧告の歴史的変遷を示します（表17）．
　ご覧のとおり，糖尿病栄養療法の歴史は，炭水化物と脂質の適正な比率を求める論争の歴史であったといえます．しかし，蛋白質比率に関しては一貫して

第8章 〜デザート 1〜 カーボカウントを教える

表17 栄養勧告の歴史的変遷

発表年度	対総エネルギー比(%)		
	炭水化物	蛋白質	脂質
1921年以前	carbohydrate free diet,飢餓療法		
1921年	20	10	70
1950年	40	20	40
1971年	45	20	35
1986年	60まで	12〜20	<30
1994年	*	10〜20	*

Diabetes Care. 1994; 17: 519-22.

10〜20％が適正と考えられてきました．それゆえ，我が国において，カーボカウントが正式な栄養療法として認められるためには，以下に述べるような課題を払拭することが求められています．

●我が国にカーボカウントを導入するための課題
❶ 高蛋白食の長期的安全性が未解決
❷ 慢性腎臓病合併患者に対して，カーボカウント指導を行う方法論が確立されていない．

C 血糖管理と栄養バランスの最適な妥協点についての考察

4人の患者さんのブドウ糖負荷試験（OGTT）結果から栄養バランスについて考えてみましょう！　まず，それぞれの結果をグラフで表してみました（図59〜62）．

Aさん（図59）は中等度に肥満した境界型，Bさん（図60）は軽度に肥満した糖尿病型，Cさん（図61）は痩せ形の糖尿病型，Dさん（図62）は痩せた正常型と判定されました．A1cはそれぞれAさん：6.2％，Bさん：5.9％，

3. カーボカウントにおける栄養バランスの位置づけ

図59 Aさん，57歳，女性，BMI 32.6，境界型，A1c 6.2%

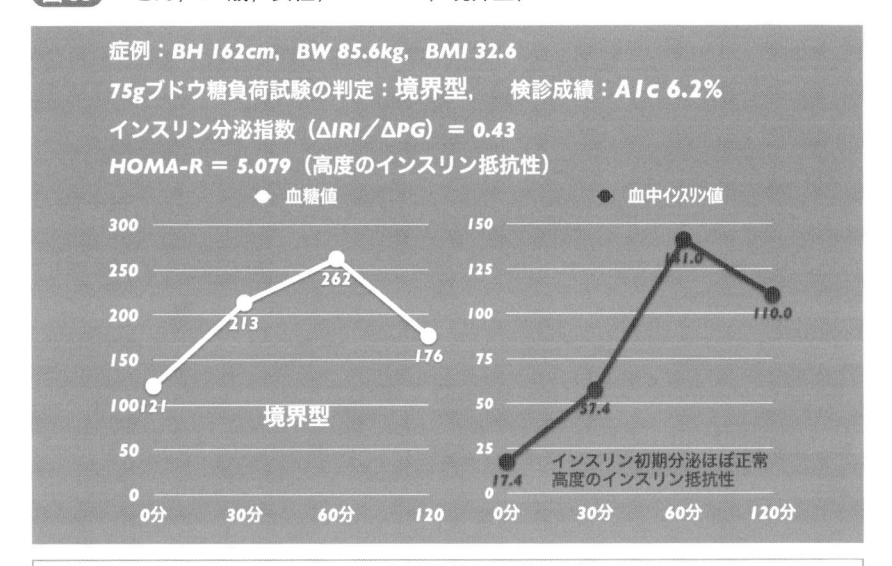

症例：BH 162cm, BW 85.6kg, BMI 32.6
75gブドウ糖負荷試験の判定：**境界型**，　検診成績：**A1c 6.2%**
インスリン分泌指数（ΔIRI／ΔPG）= 0.43
HOMA-R = 5.079（高度のインスリン抵抗性）

● 血糖値　　　　　● 血中インスリン値

血糖値：100, 213, 262, 176（0分, 30分, 60分, 120分）
血中インスリン値：17.4, 57.4, 141.0, 110.0
境界型
インスリン初期分泌ほぼ正常
高度のインスリン抵抗性

血糖値ピーク：262mg/dl　　血糖曲線下面積：180.2
血中インスリン曲線下面積：276.1

図60 Bさん，56歳，男性，BMI 28.1，糖尿病型，A1c 5.9%

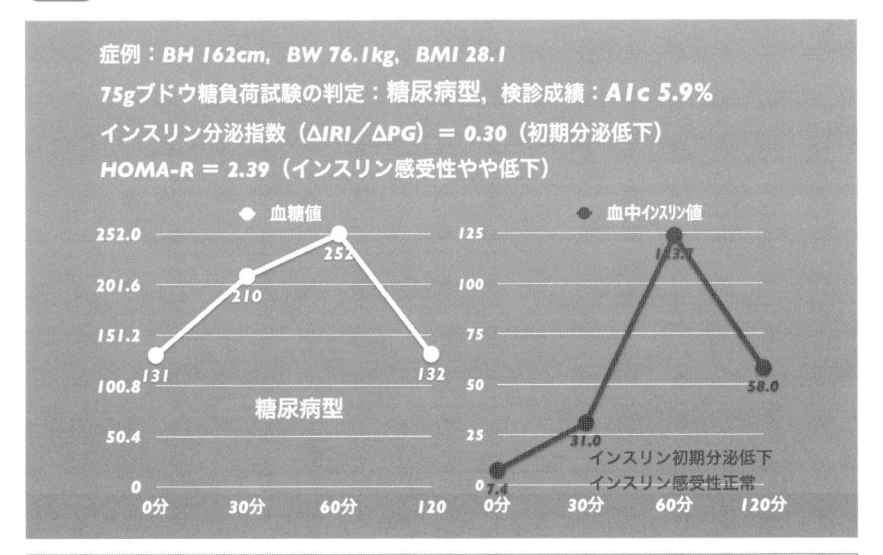

症例：BH 162cm, BW 76.1kg, BMI 28.1
75gブドウ糖負荷試験の判定：**糖尿病型**，検診成績：**A1c 5.9%**
インスリン分泌指数（ΔIRI／ΔPG）= 0.30（初期分泌低下）
HOMA-R = 2.39（インスリン感受性やや低下）

● 血糖値　　　　　● 血中インスリン値

血糖値：131, 210, 252, 132（0分, 30分, 60分, 120分）
血中インスリン値：7.4, 31.0, 123.7, 58.0
糖尿病型
インスリン初期分泌低下
インスリン感受性正常

血糖値ピーク：252mg/dl　　血糖曲線下面積：171.5
血中インスリン曲線下面積：197.4

第8章 〜デザート1〜 カーボカウントを教える

図61 Cさん，69歳，男性，BMI 20.8，糖尿病型，A1c 6.4％

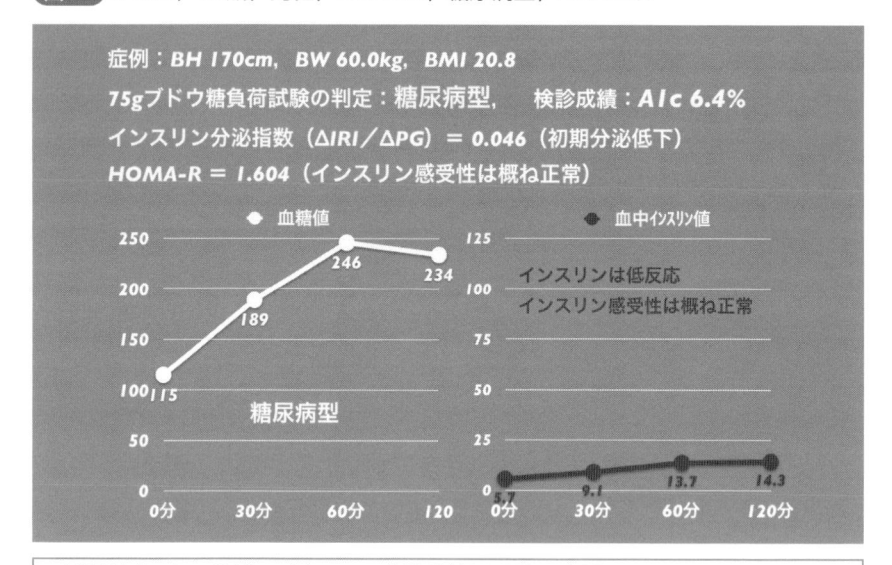

症例：BH 170cm，BW 60.0kg，BMI 20.8
75gブドウ糖負荷試験の判定：糖尿病型，　検診成績：A1c 6.4％
インスリン分泌指数（ΔIRI/ΔPG）= 0.046（初期分泌低下）
HOMA-R = 1.604（インスリン感受性は概ね正常）

● 血糖値　　　　　　　　　● 血中インスリン値

250　　　　　　246　　　　　　125
　　　　　　　　　　234
200　　　189　　　　　　　　100　　インスリンは低反応
　　　　　　　　　　　　　　　　　　インスリン感受性は概ね正常
150　　　　　　　　　　　　　75
100 115　　　　　　　　　　　50
　　　　　糖尿病型
50　　　　　　　　　　　　　25　　　　9.1　　13.7　　14.3
　　　　　　　　　　　　　　　　5.7
0　　　　　　　　　　　　　　0
　0分　30分　60分　120分　　　0分　30分　60分　120分

血糖値ピーク：246mg/dl　　　血糖曲線下面積：176.2
血中インスリン曲線下面積：34.6

図62 Dさん，52歳，女性，BMI 18.2，正常型，A1c 5.6％

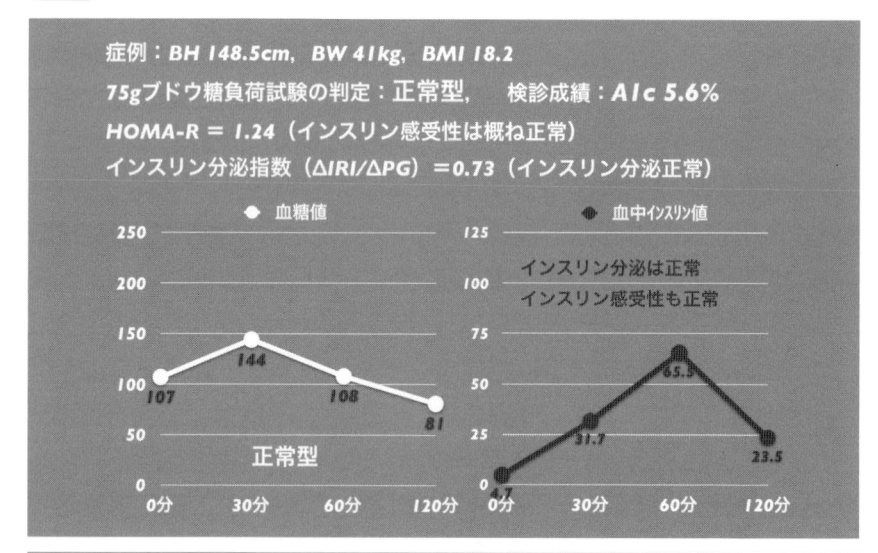

症例：BH 148.5cm，BW 41kg，BMI 18.2
75gブドウ糖負荷試験の判定：正常型，　検診成績：A1c 5.6％
HOMA-R = 1.24（インスリン感受性は概ね正常）
インスリン分泌指数（ΔIRI/ΔPG）= 0.73（インスリン分泌正常）

● 血糖値　　　　　　　　　● 血中インスリン値

250　　　　　　　　　　　　125
　　　　　　　　　　　　　　　　　インスリン分泌は正常
200　　　　　　　　　　　　100　　インスリン感受性も正常
150　　　144　　　　　　　75　　　　　　　65.5
100 107　　　108　　　　　50
　　　　　　　　　81　　　　　　　　31.7　　　　23.5
50　　　　　正常型　　　　25
　　　　　　　　　　　　　　　4.7
0　　　　　　　　　　　　　0
　0分　30分　60分　120分　　　0分　30分　60分　120分

血糖値ピーク：144mg/dl　　　血糖曲線下面積：100
血中インスリン曲線下面積：100

3. カーボカウントにおける栄養バランスの位置づけ

図63 4症例の血糖応答と総インスリン分泌量との関係

血糖曲線下面積 ■ インスリン曲線下面積
＜症例D（正常型）を100とした場合＞

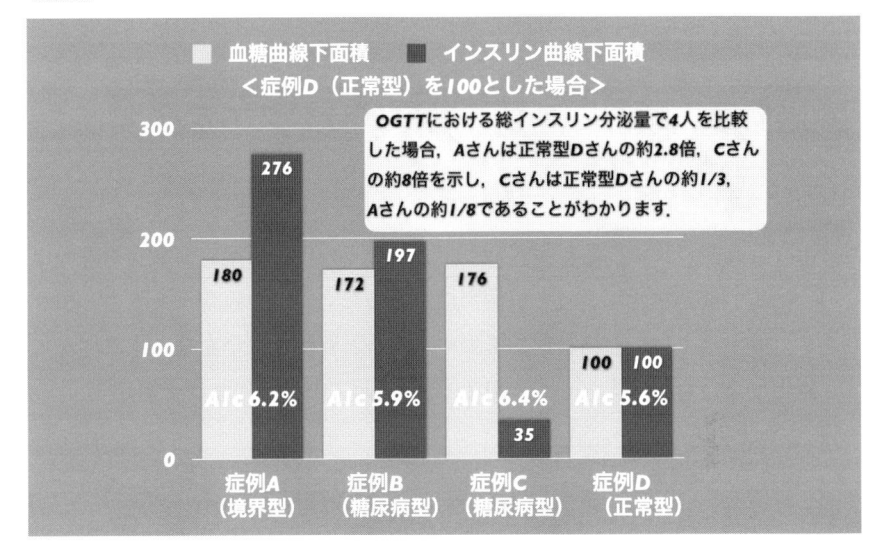

OGTTにおける総インスリン分泌量で4人を比較した場合，Aさんは正常型Dさんの約2.8倍，Cさんの約8倍を示し，Cさんは正常型Dさんの約1/3，Aさんの約1/8であることがわかります．

症例A（境界型）	症例B（糖尿病型）	症例C（糖尿病型）	症例D（正常型）
180 / 276 (A1c 6.2%)	172 / 197 (A1c 5.9%)	176 / 35 (A1c 6.4%)	100 / 100 (A1c 5.6%)

Cさん：6.4％，Dさん：5.6％です．それぞれの患者さんの血糖曲線下面積，血中インスリン曲線下面積は，正常型と判定されたDさんの結果を100として算出しました．

4人の患者さんのOGTTにおける血糖応答とインスリン応答を，それぞれ血糖曲線下面積，血中インスリン曲線下面積で表して比較してみました（図63）．この場合，インスリン曲線下面積は75gブドウ糖負荷によって分泌された総インスリン分泌量を表すものと考えられます．

このように比較すると，A1c値ではあまり変わらない4人の患者さんですが，その病態は大きく異なることがわかります．もっとも肥満度が高いAさんは正常型であるDさんの約2.8倍，痩せ形のCさんの約8倍のインスリン分泌を認め，BMI 28.1のBさんは正常型の約2倍，Cさんの約5.6倍のインスリン分泌を認めました．このように，血糖曲線下面積においてほぼ同等である4人の患者さんにおいてすら，これだけインスリン分泌量に大きな差があることがわかります．それにもかかわらず，すべての糖尿病患者に対して，共通の栄養バランスを適応していることは大きな矛盾であるといえます．Cさんのよ

うな患者さんには50％前後の炭水化物制限が必要であることは明白です．

D 治療優先順位に基づく栄養バランスの定義

　これまで患者の病態に基づく個別化栄養療法の重要性について述べてきました．こうした視点に立つと，栄養バランスというのは，標準的な栄養処方のほかに，治療の優先順位によって，個別に定義した方がよい場合があることになります．それは主に，血糖管理を優先する場合と腎機能保全を優先する場合です．優先度合いを円の大きさで表現すると，図64のようになります．

図64 治療優先順位に基づく栄養バランスの定義

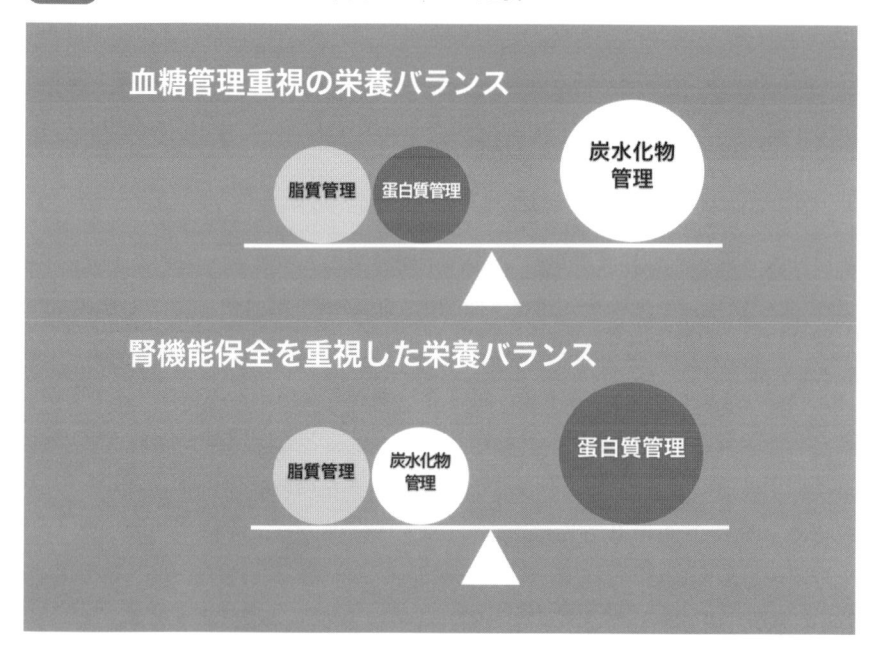

4 カーボカウント指導の実際

　ここでカーボカウント指導の対象としているのは，食前血糖が140mg/dl 未満の方と考えてください．

A 食パン試験（米飯試験）

　6枚切り食パン1枚（60g），1枚半（90g），2枚（120g）をバタートーストまたはチーズトーストでコーヒーやサラダと一緒に食べてもらって，食前血糖，食後1時間値，食後2時間値を測定してもらいます．この際，ジャムは塗らない，牛乳やヨーグルト，フルーツなど，他の炭水化物を摂らないように十分注意を与えてください．食後時間の定義は「最初の一口を食べてからの経過時間」とします．

B 食パン試験の結果から3つのタイプに分類します

　炭水化物摂取に対する血糖応答はたいへん個人差が大きいので，私は2カーボ，3カーボ，4カーボの食パンに対する血糖応答から，大雑把に以下の3つのタイプに振り分けています．つまり，炭水化物制限によって確実に食後血糖値を制御できる【インスリン分泌低下型】と，インスリン初期分泌遅延やインスリン標的臓器のインスリン感受性低下によって，炭水化物量と食後血糖値が相関していない【インスリン抵抗性型】，そして炭水化物摂取量に関係なく高血糖を呈し，しばしば1時間値＜2時間値を呈する【インスリン分泌不全型】です．

❶ インスリン分泌低下型

　炭水化物摂取量と食後血糖値がよく相関します．3カーボまでは極めて良好に制御されていた食後血糖値が，4カーボから急に高血糖を呈するようになる

ケースもしばしばみかけます〔第7章1-**A**-❷，図40（81頁）参照〕．

❷ インスリン抵抗性型

　食後1時間値では血糖値と炭水化物摂取量が比例していても，2時間値ではその差がほとんど消失してしまう，あるいは1時間値でもっとも高値を呈した4カーボが，2時間値ではもっとも低値を呈する場合もあります〔第7章1-**A**-❶，図38（79頁）および図39（80頁）を参照〕．

❸ インスリン分泌不全型

　食前血糖値が160mg/dl以上であったり，わずか2カーボ摂取においても食後1時間値，2時間値が200mg/dlを大きく超えてしまう場合はインスリン分泌不全型と考えます．このようなケースを図65に示します．

　もしも，その方が薬物療法を行っていない方であれば，直ちにインスリン分泌促進系の薬物療法を開始することが必要ですし，もしも，すでにSU剤を服用しておられるのであれば，インスリン療法の導入を検討します．

図65 米飯試験からインスリン分泌応答を解釈する

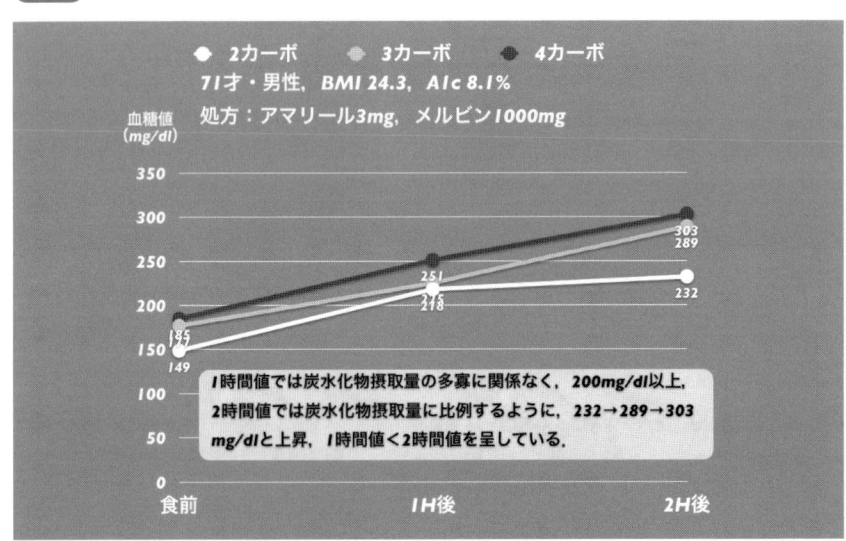

● 2カーボ　● 3カーボ　● 4カーボ
71才・男性，BMI 24.3，A1c 8.1%
処方：アマリール3mg, メルビン1000mg

血糖値 (mg/dl)

食前：149, 185
1H後：218, 251
2H後：232, 289, 303

1時間値では炭水化物摂取量の多寡に関係なく，200mg/dl以上，2時間値では炭水化物摂取量に比例するように，232→289→303 mg/dlと上昇，1時間値＜2時間値を呈している．

C 炭水化物指示量と食後血糖目標値を決める

これ以降，**インスリン分泌低下型**と**インスリン抵抗性型**に分けて，具体的な指導方法を述べてみたいと思います．

栄養療法には従来からあるエネルギー制限を前提とするバランス食（食品交換表）とエネルギー量を定義しないカーボカウントの2種類があり，どちらか1つを自由に選べることを患者さんに伝えます．そして，患者さんがカーボカウントを希望したら，次のステップへ進んでいきます．

❶ 食後血糖目標値を決める

患者さんの現在の状況を踏まえて，ご本人の意見を取り入れながら決定します．その基本は第7章-7「B 自分の食後血糖目標値を決める」（98頁）で述べたとおりです．すなわち，次のようになります．

> 「少しだけ背伸びをしないと達成できないレベルだけれど，決して困難ではないレベル」が望ましいと思います．そして，可能な限り，飲み薬やインスリンに頼らないでそれを達成することをめざして欲しいと思います．しかしどうしても達成できなくなったら，担当医と相談しながら，自分にもっとも適した薬物療法を選択し，それを利用して，食生活の質を高く保ちながら（ここが大切なポイントです！）目標値を達成しましょう！

一般的には目標値は以下のようになります．

	第1目標	第2目標
食後1時間値	< 180mg/dl	< 200mg/dl
食後2時間値	< 140mg/dl	< 160mg/dl

❷ 炭水化物比率を決める

■インスリン分泌低下型の場合

　欧米のガイドラインでは炭水化物の適正比率を50～55％とするものが多いので，食パン試験の結果やヘモグロビンA1c値を参照に大きな問題がなければ，50～55％で指導を開始します．しかし，3カーボ摂取時の1時間値180～199mg/dlであれば，45～50％のカーボカウントを勧めます．しかし，3カーボで1時間値＞200mg/dlであれば，場合によっては40～45％のカーボカウントも検討します．

　我が国にもっとも多いインスリン分泌低下型の患者さんを指導する際，もっとも危惧すべき問題は，患者さんがいき過ぎた炭水化物制限食に傾倒していくことです．このタイプの患者さんでは炭水化物摂取量と食後血糖値がきわめてよく相関するので，炭水化物管理を徹底することで，かなりのところまで食後血糖値を制御することが可能となります．このため，彼らはついつい血糖管理を優先してしまいがちです．それゆえ，来院時の食事記録からいき過ぎた炭水化物制限が疑われる場合には適当なタイミングをみて，薬物療法を勧めることが大切です．

■インスリン抵抗性型

　インスリン抵抗性型の場合，すでに述べましたように，炭水化物摂取量と食後血糖値は1時間値まではある程度相関しますが，2時間値ではその差はわずかです．したがって，おおむね45～50％程度を目標とします．しかし，BMI＞30の肥満を合併している場合には，ご本人と相談の上，40～45％のカーボカウントを勧めています．しかし，患者さんがこうした強い炭水化物制限食を希望されない場合，25kcal/kg 標準体重のバランス食を紹介します．ただ，肥満解消の手段としての低エネルギー食の遵守率はかなり低いことが知られており，遵守率，食生活のQOLを高く保つという意味では40～45％のLow Carb dietの方が良いのではないかと，筆者は考えています．

❸ 炭水化物量の指示

　炭水化物比率が決まったら，次に炭水化物量を決めますが，この際カーボカ

4. カーボカウント指導の実際

ウントはエネルギー量を定義しませんので,「第6次改定日本人栄養所要量（食事摂取基準）」（表18, 150〜151頁）などを参照しながら炭水化物量を決定していきます．

【例1】

40代の男性，終日デスクワークの会社員，BMI 22.3 カーボ摂取1時間値 160〜180mg/d*l*, 2時間値 140〜160mg/d*l*, A1c 6.4％, 服薬なし. 推奨エネルギー量1950kcal. 50〜55％の標準的なカーボカウントの場合，以下のように計算されます．1950kcalを計算しやすい2000kcalとして，

2000×**50〜55%**＝1000〜1100kcal＝250〜275g/日＝**17〜18**カーボ/日

朝食：3〜5カーボ，昼食：3〜5カーボ，
夕食：3〜5カーボ，スナック2カーボ

各食事の炭水化物摂取量の指示はあくまで食後血糖値管理を重視するものとして，3〜5カーボといったアバウトな指示とした方が献立の自由度が広がってよいと思います．

【例2】

40代の女性，介護施設職員．推奨エネルギー量2000kcal. BMI 18.0と痩せ形で，3カーボ摂取後1時間値180〜200mg/d*l*, 2時間値140〜160mg/d*l*, A1c 5.4％, 服薬なし．A1c値をみる限り，すでに自分なりの炭水化物制限食を実行してきたことがわかります．彼女はこれまでの血糖自己測定経験から40〜45％のカーボカウントを希望しました．そこで，

2000kcal×**40〜45%**＝800〜900kcal＝200〜225g/日＝**13〜15**カーボ/日

朝食：3〜4カーボ，昼食：3〜5カーボ，
夕食：3〜4カーボ，スナック2カーボ

40〜45％カーボカウントの場合，しっかりエネルギーを摂らないと痩せてしまいますので，十分なエネルギー量を確保するように，またビタミンやミネ

表18 第6次改定日本人栄養所要量（食事摂取基準）
■生活活動強度の指針

生活活動強度と指数 （基礎代謝量の倍数）	日常生活活動の例		日常生活の内容
	生活動作	時間	
Ⅰ （低い） 1.3	安静 立つ 歩く 速歩 筋肉運動	12 11 1 0 0	散歩，買い物など比較的ゆっくりとした1時間程度の歩行のほか，大部分は座位での読書，勉強，談話，また座位や横になってのテレビ，音楽鑑賞などをしている場合
Ⅱ （やや低い） 1.5	安静 立つ 歩く 速歩 筋肉運動	10 9 5 0 0	通勤，仕事などで2時間程度の歩行や乗車接客，家事など立位での業務が比較的多いほか，大部分は座位での事務，談話などをしている場合
Ⅲ （適度） 1.7	安静 立つ 歩く 速歩 筋肉運動	9 8 6 1 0	生活活動強度Ⅱ（やや低い）の者が1日1時間程度は速歩やサイクリングなど比較的強い身体活動を行っている場合や，大部分は立位での作業活動であるが，1時間程度は農作業，漁業などの比較的強い作業に従事している場合
Ⅳ （高い） 1.9	安静 立つ 歩く 速歩 筋肉運動	9 8 5 1 1	1日のうち1時間程度は激しいトレーニングや木材の運搬，農繁期の農耕作業などのような強い作業に従事している場合

ラル，食物繊維を確保するために，果物，乳製品，野菜，海草などの積極的な摂取も促します．そして，来院時，管理栄養士さんは，患者さんが持参した食事記録から1日の炭水化物摂取量を概算して，過度の炭水化物制限食（130g/日以下）になっていないかどうか，注意深く点検してください．

❹ 米国糖尿病協会の炭水化物管理についての見解

毎年発表される米国糖尿病協会の栄養勧告（Nutritional recommendations）

4. カーボカウント指導の実際

■生活活動強度別エネルギー所要量（kcal/日）

年齢（歳）	Ⅰ．低い 男	Ⅰ．低い 女	Ⅱ．やや低い 男	Ⅱ．やや低い 女	Ⅲ．適度 男	Ⅲ．適度 女	Ⅳ．高い 男	Ⅳ．高い 女
1〜2	-	-	1050	1050	1200	1200	-	-
3〜5	-	-	1350	1300	1550	1500	-	-
6〜8	-	-	1650	1500	1900	1700	-	-
9〜11	-	-	1950	1750	2250	2050	-	-
12〜14	-	-	2200	2000	2550	2300	-	-
15〜17	2100	1700	2400	1950	2750	2200	3050	2500
18〜29	2000	1550	2300	1800	2650	2050	2950	2300
30〜49	1950	1500	2250	1750	2550	2000	2850	2200
50〜69	1750	1450	2000	1650	2300	1900	2550	2100
70以上	1600	1300	1850	1500	2050	1700	-	-
妊婦	＋350							
授乳婦	＋600							

によれば，次のような内容が推奨されています．

- 果物，野菜，全粒穀物，レンズ豆，低脂肪牛乳を含む食事が健康のために推奨される（グレード* B）
- 1日 130g 以下の低炭水化物食は推奨しない（グレード E）
- 炭水化物モニタリング（カーボカウント）は良好な血糖コントロールを達成するための重要な方法である（グレード A）

第8章 〜デザート1〜　カーボカウントを教える

- Glycemic index（GI）や Glycemic load（GL）**を用いることは単に炭水化物の総量だけを考慮するよりも効果を期待できる可能性がある（グレード B）
- 食事計画において，砂糖を含む食品を他の炭水化物の代わりとして摂ることができる（A）
- 食物繊維を多く含む食品を積極的に摂るべきである（グレード B）

> *推奨の強さとしてのグレード
> 　　グレード A：行うように強く勧める
> 　　グレード B：行うように勧める
> 　　グレード C：行うように勧めるだけの根拠が明確でない
> 　　グレード D：行わないように勧める
> 　　グレード E：行わないように強く勧める
> このように未精製の雑穀や果物，乳製品の摂取は奨励され，1日 130g/日以下の極端な炭水化物制限は行わないように強く勧められています．また 2007 年度の栄養勧告からカーボカウントが良好な血糖コントロールを達成するための重要な方法として，強く推奨されていること（グレード A）を強調したいと思います．
>
> **グリセミック・ロード（Glycemic Load，GL）
> 　GL＝その食材の GI 値×1食分に含まれる炭水化物量（g）／100
> その炭水化物がどれだけ血糖値を上げやすいかという指標が Glycemic Index ですが，これに対して Glycemic Load とは実際の食材1食分がどれだけ血糖値を上げるかという指標となります．たとえば人参の GI は 92 と高 GI 食ですが，GL は 3.9 と低いので，血糖値のことをあまり心配しなくてもよいことがわかります．

D フォローアップ指導のポイント

■インスリン分泌低下型

　このタイプの患者さんは炭水化物管理によって，確実に食後血糖値を管理することができるので，食事記録と食後1時間値の血糖測定を定期的に行っていただき，その結果を来院時にチェックしながら指導していきます．毎日1回は

食後血糖値を予測しながら，血糖測定を繰り返すことによって，正確な予測ができるようになるのを支援していきます．

■インスリン抵抗性型

このタイプの患者さんは炭水化物管理だけでは食後血糖値管理を十分達成できません．しかし，3～4カーボ未満に抑えれば，食後1時間値の急激な血糖上昇を抑え，動脈硬化進展抑制に効果的です．さらに40～45％の炭水化物制限食を継続することによる代謝効果によって，減量，脂質代謝，高インスリン血症の改善も期待できます．したがって，食事記録と食後1時間値の血糖測定記録を見ながら支援していきます．脂質制限やエクササイズの指導も併せて行います．

E 薬物療法，インスリン療法の適応について検討する

3カーボ未満の摂取で食後1時間値＞200mg/dl，食後2時間値＞160mg/dlの場合，6カ月以上カーボカウントを行っても，A1c＞6.5％の場合，薬物療法を勧めます．中にはどうしても薬物療法に踏み切れない患者さんもおられますが，薬物療法を活用しながら豊かな食生活を享受することの大切さを根気よく訴えていきます．それでも決断できない患者さんにはグリニド系薬剤（ファスティック，スターシス，グルファスト）やα-グルコシダーゼ阻害薬を少しだけ処方して，ご本人の大好きな炭水化物料理を食べるときにだけ服用して，血糖測定をしてみることを勧めてみてください．こうした経験を積み重ねながら，少しずつ薬物療法を受け入れてくれる患者さんもおられます．近い将来，DPP-4阻害薬が我が国でも承認される予定です．本薬剤は血糖値依存性にインスリン分泌を促進するので，単独治療では低血糖の心配がなく，長期間使用することによって，膵臓のβ細胞機能の改善，β細胞容積の増加が期待されることから，我が国に多いインスリン分泌低下型2型糖尿病患者さんの薬物療法として，現在もっとも期待されています．

5 2つの栄養療法を使いこなす
（それぞれの長所を知る）

❶ 食品交換表の得意分野

①とても肥満している患者さん
②複数のリスクファクターを重複して有する患者さん
　高血圧，脂質異常症，肥満などのリスクファクターを重複して有する患者さん
③持続性蛋白尿，腎機能障害を有する患者さん
④インスリン分泌能が十分に保たれている患者さん
　こうした人達はバランス食，カーボカウント，どちらも効果的ですので，その方の好みやライフスタイルに合わせて，ご本人に決めてもらいましょう！

❷ カーボカウントの得意分野

①1型糖尿病の患者さん
②痩せた，インスリン分泌能の低下した予備軍〜2型糖尿病の患者さん
③薬物治療を希望しない軽症2型糖尿病患者さん
④α-GI製剤，グリニド製剤では食後血糖値の管理が不十分で，SU剤では低血糖を生じてしまう患者さん
⑤インスリン頻回療法を希望しない2型糖尿病患者さん
　特効型インスリン＋SU剤併用療法（BOT）にカーボカウントを併用します．

6 カーボカウントと食品交換表を比較してみる

表19に，カーボカウントと食品交換表の特徴を比較してみました．

表19 カーボカウントと食品交換表

カーボカウント	食品交換表
・血糖管理に有効 ・簡便である ・生化学，生理学に基づくので理論的血糖管理が可能で，<u>血糖値を予測しやすい</u> ・個々の患者の個体差を考慮した指導ができる ・体験を通した自己学習である ・エネルギーに束縛されないので，食の自由度が広がる ・炭水化物に対する血糖応答は個体差が大きく，一般化が困難	・減量に有効 ・理想的な栄養バランスを実現 ・栄養バランスを重視しているので，やや煩雑 ・融通が利かないので，<u>遵守率が極めて低い</u> ・栄養学のみに基づくため，<u>血糖値と相関しない</u> → 血糖管理には適さない ・患者の病態を考慮していない

7 さまざまな病態別における栄養療法の選択

表20に，さまざまな病態において，どのような栄養療法を選択すべきかの指針を示しました．

表20 さまざまな病態における栄養療法の選択

痩せ形	エネルギー制限よりもカーボカウント優先．つまり，血糖管理重視の栄養療法でよい．
肥満例	従来からエネルギー制限，脂質制限が一般的であるが，患者が望めば，低脂肪に留意しながらLow Carb dietも行える．
脂質異常症合併例	従来からエネルギー制限，脂質制限が一般的であるが，患者が望めば低脂肪に留意しながらLow Carb dietも行える．欧米では単価不飽和脂肪を取り入れたRelative high fat / Low carb dietの有効性を示したエビデンスも多い．

続く↓

表20 さまざまな病態における栄養療法の選択（続き）

インスリン低分泌型	カーボカウント中心，つまり血糖管理中心の栄養療法がもっとも適している．
A1c＜6.5％で投薬を希望しない例	肥満がなければ，カーボカウント中心の指導で．肥満があったら，Case by case．
糖尿病性腎症合併（CKD 1〜2期）	患者の希望を取り入れながら，遵守率を確保できる栄養療法を柔軟に選択していく．Low carb dietも禁忌とはいえないがCKD 3期以降は蛋白制限が必要であることは伝えておく．
糖尿病性腎症合併（CKD 3期）	栄養バランスを重視した指導を中心に進める．Low carbは患者を混乱させるおそれがあり，慎重に進める．CKD 4・5期の患者が炭水化物制限食を行うことは禁忌と伝える．

8 生物心理社会モデルに基づいた柔軟な栄養指導が求められている（誰もがバランスのよい食事を続けられるわけではありません）

　私は2007年10月からDiabetes Cafeというサイトを運営しています．ある日，そのサイトの記事を読んだ1人の女性からメールをいただきました．まず，そのメールをほぼ原文のまま，以下にご紹介したいと思います（このメールの内容を公開することに同意してくださった，その女性に心から感謝したいと思います）．

■ある日，痩せた予備軍の女性からメールが届きました！

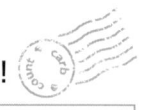

6月26日，Diabetes Cafeのブログの最後のあたりに書かれていた，「食後血糖値ばかりに一喜一憂するのではなく，その病態をみつめ，その病態を改善していく努力をしていきましょう！もしかしたら，カリカリに痩せた2型糖尿病のあなたは食後血糖値に怯えながら生きていく必要性はない？かも知れないからです」の一文にハッとしました．

8. 生物心理社会モデルに基づいた柔軟な栄養指導が求められている

　私はまさに BMI が常に 14 台，ガリガリと称されるタイプの人間です．両親が糖尿病であることに不安を感じつつ愚かにも，何をいくら食べても太らない特異な？体質を良いことに痩せの大食いな生活を続けていました．ところが，ある日食後血糖値がかなり危険な域にあることに気づきました．たまたま親の血糖測定器を使用したときにです．そしてあらためて医療機関でブドウ糖負荷試験を行ったところ，**HbA1c 5.3％，空腹時血糖値 87mg/d*l*，負荷後 1 時間値 235mg/d*l*，2 時間値 167mg/d*l*** という数字を叩き出し，糖尿病の一歩手前であることが判明しました．

　両親から糖尿病の合併症の恐ろしさは聞いておりました上，脳卒中，癌，アルツハイマー病の発症率が常人よりも遙かに高いとか，恐ろしい話ばかり…とにかくそんな未来だけは避けたいと，途方にくれていたときに糖質制限食という本と出会い，それ以降，自分なりにローカーボな生活を送っております．

　両親や周囲の者は，過剰なまでに糖質と食後血糖値を気にする自分を「やり過ぎ」「まだ空腹時血糖値も HbA1c 値も正常なのに（現在 A1c 5.1％）神経質すぎ」「むしろ違う病気になる」と呆れ顔で，お医者様も「大丈夫！そこまでしなくても」とおっしゃいますが，でも 30 代前半でこのような病に足を突っ込みつつある私は長い将来への不安から，どうしても血糖上昇にナーバスにならざるを得ませんでした．

　確かに節制のお陰で食後血糖値が 140mg/d*l* を超えることはほぼなくなっていましたが，以来体調面で異常な倦怠感に襲われ，挙げ句に生理が 3 週間以上遅れたり，**明らかな体調不良に不安を抱えつつも食後高血糖に怯えるあまり，どうしても糖質を摂取する勇気がありませんでした**．
　まさに食後血糖値に振り回される生活で，元々炭水化物命！な人間でしたので，ひたすら食べたいものを我慢する日々もきつく．大好きだった食べることそのものに，常に恐怖感と罪悪感が付きまとう今の状態は，いくら血糖コ

第8章 〜デザート1〜　カーボカウントを教える

ントロールを良好に保っていたとしても，精神状態が不健康そのものでした（誰に強制された訳でもなく，自ら勝手に悩んでいただけなのですが…）．

そんな中で，こちらのサイトを知りまして，先生のお言葉は血糖値管理にがんじがらめになっていたわたしの心をとても楽にしてくださいました．

むろん本格的な糖尿病への進行を食い止めるためにカーボカウンティングや血糖値管理は一生付き合わなければならない問題ですけど，<u>血糖値だけがすべてではないと，目の前の障害に囚われてガチガチになっていたわたしには本当に救われた思いです．今は糖質制限を若干緩め，血糖値が上昇しない範囲で主食を取り入れています．5日くらい経ちますが，それでも全身の脱力感が和らぎ，かなり身体も楽になりました．</u>

人それぞれに合った治療法があり，ただ闇雲に血糖値を抑え込めばいいというものではないということを痛感した次第です．難しそうですが，今後は栄養バランスも考えつつ，自分の体調や精神状態と折り合いをつけながら，自分にあったカーボカウント法を探していきたいと思います．＜メール終了＞

皆さんはこのメールを読んで，どのような感想をもたれたでしょうか？　私は以前から一部の痩せた予備軍の方々が必要以上に炭水化物制限に走っていることに心を痛めていました．これは1つにはマスコミや学会，医薬品メーカー，糖尿病専門家，一般医などから，食後高血糖の危険性が必要以上に強調されていることも，その一因と思われます．彼らの大部分は食前血糖値正常，A1c 5.0〜5.4％，BMI < 20で，普通の食事では食後1時間値 > 200mg/dlを呈する人々です．こうした集団における食後高血糖管理の長期的な影響について，専門家からの明確なメッセージが発せられていません．このため，彼らの目には「肥満の有無に関係なく，A1c値の良否に関係なく，食後高血糖は是正されなければならない」というメッセージばかりが躍ってみえるのだろうと思われます．

8. 生物心理社会モデルに基づいた柔軟な栄養指導が求められている

　インターネットの普及によって，多くの人々が医学情報に自由に簡単にアクセスできるようになりました．そのこと自体は素晴らしいことです．しかし一方において，新たな社会問題も生まれています．それは，**一般の人々が過剰な医学情報に翻弄されるという現象**です．つまり，EBM（科学的根拠に基づく医療）の発展によって，多くの患者さん達が最新の医学情報に触れ，それを自己管理に取り入れるようになった結果，**「人生の過度の医療化」**という現象が起こりつつあります．そして，一部の人々は"**美味しい食事を楽しむことよりも，血糖値が上がらないことを優先する**"ようになっています．"食べるということは血糖値を上げずに腹を満たすことである"というわけです．インターネットによる最新医学情報の普及が，私たちの生き方の根幹を大きく揺さぶるような時代を迎えています．

　こうした時代を迎えた今，私たち医療者には今までとは異なった姿勢が求められているのではないでしょうか？　それは生物医学モデルに基づいて，血糖管理の重要性，慢性高血糖の危険性を強調するだけではなく，まったく無症状でありながら，重大な合併症を引き起こす，この病をもった人々が，一人の家庭人として，今，この瞬間を輝いて生きていくことや社会人として立派に仕事をやり遂げることが，疾病を管理していくことと同じくらい大切であるというメッセージを送ることではないかと考えます．それは**「生物医学モデル」から「生物心理社会モデル」へのシフト**を意味します．

　EBM の後を追うように興ってきた **Narrative Based Medicie（NBM，対話に基づく医療）** という医療の流れがあります．筆者はこれまで，医療人類学，社会心理学，心理臨床，社会構成主義などを背景にもち，患者の人生観，ライフストーリーなどを重視するナラティヴ・アプローチの重要性を訴え続けてきました．次頁の図 66 に EBM と NBM の相補的な関係を示しました．「従うか従わないか？」といった二者択一のアプローチではなく，「どちらも大切！」と訴えることによって，医師−患者関係を深め，患者の主体性を誘導することを重視するアプローチです．このため，こうしたアプローチのことを**「関係性中心アプローチ」**とも呼びます．今後，「関係性」という key word に着目した取り組みが求められているように思えてなりません．

第8章 〜デザート1〜　カーボカウントを教える

図66 二者択一を迫るスタンスからの決別

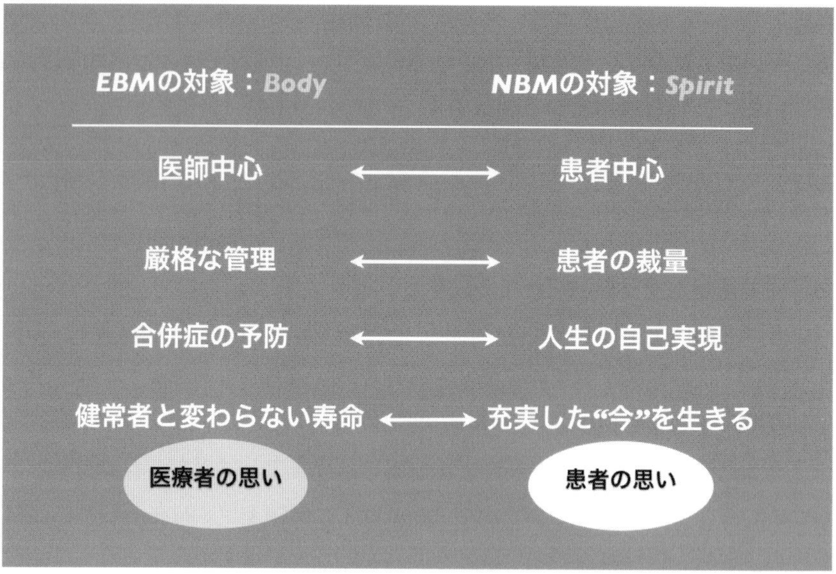

EBMの対象：*Body*	NBMの対象：*Spirit*
医師中心 ←→	患者中心
厳格な管理 ←→	患者の裁量
合併症の予防 ←→	人生の自己実現
健常者と変わらない寿命 ←→	充実した"今"を生きる
医療者の思い	患者の思い

第9章 ～デザート2～
カーボカウントを薬物療法に活用する
（薬物療法の主役となる）

　これまでは主にカーボカウントを用いた血糖管理法について述べてきました．しかし，この章ではカーボカウントを薬物療法に活用する方法をご紹介したいと思います．カーボカウントを活用することによって，食事のメニューに合わせて，ボーラス・インスリン（速効型，超速効型インスリン）の投与量を調節したり，α-グルコシダーゼ阻害薬やグリニド系薬剤を休薬したり，減量したりできます．**このようにカーボカウントは，あなたが薬物療法の主役となることを可能にします**．

■患者中心医療を実現するためには患者さんの意識改革も必要

　日本では診療時間が短すぎるせいか，医師から処方された薬がどのような薬効をもつのかほとんど知らずに，ただ指示された通りに服用している患者さんがたくさんいます．いわゆる**"お任せ医療"**にどっぷりと浸かっている人々です．しかし，真に患者中心の糖尿病医療を実現するためには，治療方針，薬物療法の決定に対して，患者さんにも積極的に参加していただく必要があります．我が国では外来診療において「このような薬理作用のお薬を追加したいと思いますが，どうされますか？」と，医師が尋ねても，「薬を決めるのは先生にお任せしていますから…」と，自ら主体的に治療に参加する意志を表明されない患者さんがたくさんいることはとても残念なことです．**患者中心医療**を実現するためには，**医師と患者がそれぞれの役割と責任を尊重し合うこと**が必要です．医師の役割は**「医学の専門家」**として医学的な情報を伝え，治療にはどのよう

第9章 〜デザート2〜 カーボカウントを薬物療法に活用する（薬物療法の主役となる）

表21 患者さんが薬物療法の主役となる

- 自分に処方された薬剤の薬効を正しく理解する．
- どの薬が自分にもっとも効果的か？　担当医と話し合う．
- 決めかねる場合，自己血糖測定で薬効を確認する．
  複数の薬（α-GI＊，グリニド系薬剤など）を処方してもらって，どの薬がもっとも効果的であるか，自分で確かめる．
- 料理によって，薬を使い分ける．
  たとえば，日常の食事ではα-グルコシダーゼ阻害薬を内服し，商談などでの会食ではグリニド系薬剤を内服する．

＊α-GI：α-グルコシダーゼ阻害薬

な選択肢があるのかわかりやすく説明する（<u>インフォームド・チョイスの手助けをする</u>）ことです．一方，患者さんの役割は，**「自分自身の人生の専門家」** として，今の自分の生活，社会的立場，自分の感情や信念に照らし合わせ，<u>もっとも自分に適した治療法はどれか？</u>　を決定することです．カーボカウントをマスターすることで，あなたは薬物療法の主役となることができます（表21）．

1　経口薬（α-GI，グリニド系薬剤，SU剤）などの効果判定に活用する

あなたがカーボカウントを用いて，主体的な血糖管理を行えるようになるために，まず主な経口糖尿病薬の働きをおさらいしたいと思います．血糖管理に関係する経口糖尿病薬は大きくは3つのグループに分類することができます（表22）．

A 主な薬の説明

まず主な経口薬について説明します．ただし，ビグアナイド薬（メルビン，メデット）およびチアゾリジン薬（アクトス）はカーボカウントによる血糖管理とはあまり関係がないので省きます．

1. 経口薬（α-GI，グリニド系薬剤，SU剤）などの効果判定に活用する

表22 血糖管理に関する経口糖尿病薬

インスリン分泌促進系薬剤	膵臓のβ細胞に作用して，インスリン分泌を増やす薬（SU剤、グリニド系薬剤）
インスリン分泌節減系薬剤	インスリンの主たる標的臓器である肝臓や筋肉に作用して，肝臓の糖新生を抑制したり，肝臓や筋肉への糖取り込みを高めることで，インスリン作用を改善する（ビグアナイド薬，チアゾリジン薬）
糖質の消化吸収阻害薬	小腸に作用して，糖質の消化吸収を遅らせる（α-グルコシダーゼ阻害薬）

❶ スルフォニル尿素薬（SU剤）

> アマリール（1mg，3mg），グリミクロン（20mg，40mg），オイグルコン（1.25mg，2.5mg），ダオニール（1.25mg，2.5mg），ジメリン（250mg，500mg），ラスチノン（500mg）など

　膵臓のランゲルハンス島のβ細胞に働きかけて，インスリン分泌を刺激して，血糖値を低下させる薬です．

❷ α-グルコシダーゼ阻害薬（α-GI）

> ベイスン（0.2mg，0.3mg），グルコバイ（50mg，100mg），セイブル（25mg，50mg，75mg）

　小腸に作用して，腸内の多糖類の消化吸収を遅らせて，食後の高血糖を改善する薬です．

❸ グリニド系薬剤

> ファスティック（30mg，90mg），スターシス（30mg，90mg），グルファスト（5mg，10mg）

膵臓のβ細胞に働いて（作用する受容体はSU剤と共通），すばやく効いて食後血糖値を低下させますが，作用時間が3時間程度と短時間であり，SU剤よりも血糖低下作用が弱いという特徴があります．2型糖尿病患者さんの多くはインスリン初期分泌が遅延しています．本薬剤にはそれを早める効果が期待され，インスリン分泌促進薬，またはインスリン分泌パターン改善薬と呼ばれることもあります．

B カーボカウントで自分に処方された薬の薬効を確認する

　私の外来に通院中の患者さんの自己血糖測定結果を示しながら，説明したいと思います．

　カーボカウントによって，食事の炭水化物摂取量を一定にしながら，複数の血糖改善薬を服用し，食前・食後血糖値をモニタリングすることで，薬効を比較評価することができます．

　次に示す図67は，ある患者さんがベイスンの薬効を評価するために行った実験です．

　ご覧のように，ベイスン服用によって，食後1時間値 205mg/dl → 186mg/dl，2時間値 184mg/dl → 153mg/dl へ改善しますが，3時間後ではほとんど差がなくなっています．

　図68も同じ患者さんの実験ですが，セイブルの薬効を評価するために行ったものです．ご覧のとおり，ベイスンのときとは随分異なった薬効を示していることがわかります．セイブルでは1時間値 205mg/dl → 124mg/dl，2時間値 184 → 146mg/dl と食後1時間後をもっとも強く抑制し，3時間後では 132mg/dl → 154mg/dl と逆転しています．彼はこうした実験をもとに，ベイスンではなく，セイブルの処方を筆者に希望しました．

　次に彼はセイブルとグルファストの薬効を比較する実験を行っています．ご覧のとおり，先ほどの実験の約3倍量の炭水化物を摂取しています（図69）．

1. 経口薬（α-GI，グリニド系薬剤，SU剤）などの効果判定に活用する

図67 ベイスンの効果を確認する

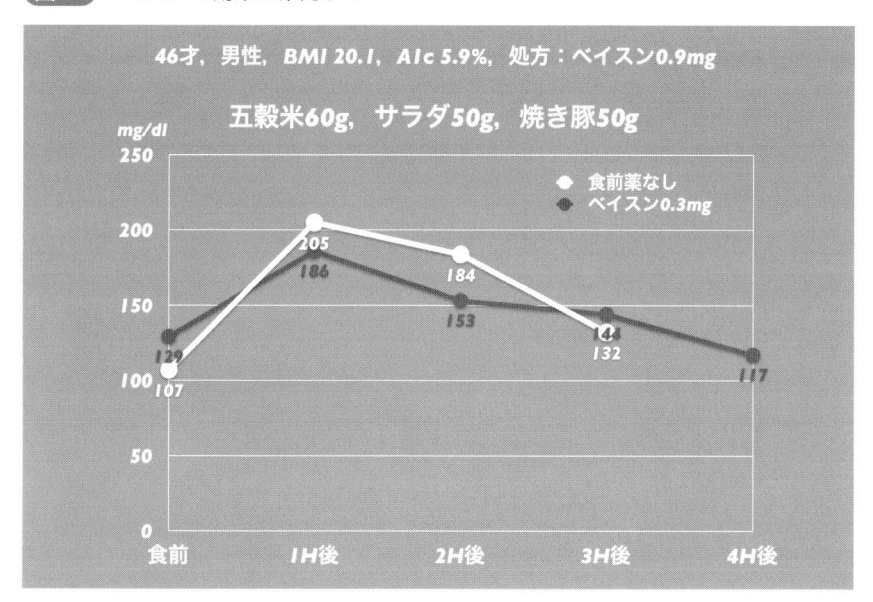

46才，男性，BMI 20.1，A1c 5.9%，処方：ベイスン0.9mg

五穀米60g，サラダ50g，焼き豚50g

食前薬なし
ベイスン0.3mg

	食前	1H後	2H後	3H後	4H後
食前薬なし	107	205	184	144	
ベイスン0.3mg	129	186	153	132	117

図68 セイブルの効果を確認する

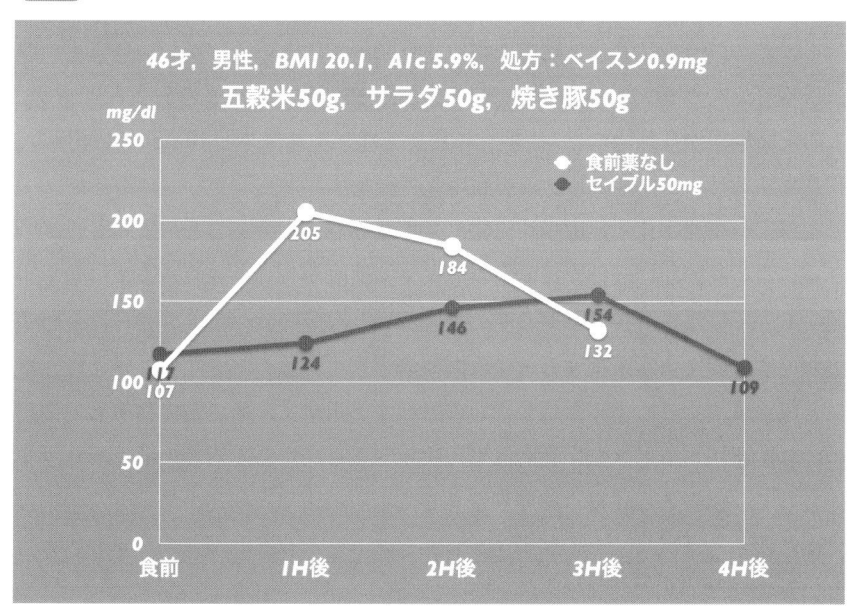

46才，男性，BMI 20.1，A1c 5.9%，処方：ベイスン0.9mg

五穀米50g，サラダ50g，焼き豚50g

食前薬なし
セイブル50mg

	食前	1H後	2H後	3H後	4H後
食前薬なし	107	205	184	132	
セイブル50mg	112	124	146	154	109

第9章 〜デザート2〜　カーボカウントを薬物療法に活用する（薬物療法の主役となる）

図69 セイブルとグルファストの効果を比較する

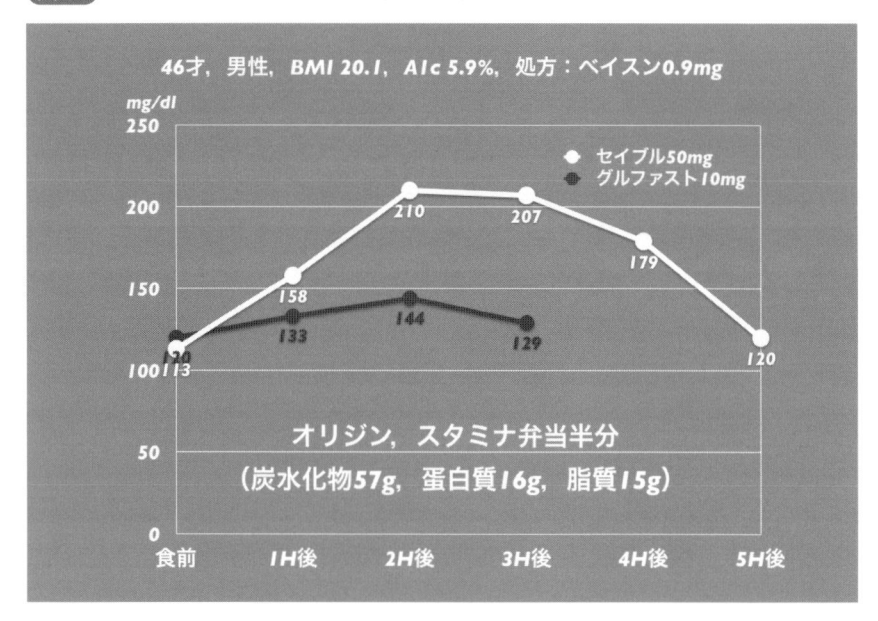

46才，男性，BMI 20.1，A1c 5.9%，処方：ベイスン0.9mg

セイブル50mg / グルファスト10mg

オリジン，スタミナ弁当半分
（炭水化物57g，蛋白質16g，脂質15g）

食前 / 1H後 / 2H後 / 3H後 / 4H後 / 5H後

セイブル: 114, 158, 210, 207, 179, 120
グルファスト: 113, 133, 144, 129

　このような条件で両薬剤の薬効を比較してみると，セイブルよりもグルファストの方がはるかに食後血糖値を改善する効果が大きいことがわかります．彼は，現在30〜40％の炭水化物制限食を自らに課している患者さんですが，この実験結果から商談など，仕事上の会食ではグルファスト10mg錠を服用し，日常生活ではセイブル50mg錠を服用しています．

　このように炭水化物摂取量を一定にして薬効判定をすることによって，メニューによる薬の使い分けが可能となります．医師から指示されるままに薬を服用するのではなく，自分で薬の薬効を確認し，自分の食べるメニューに合わせて服用する薬を自ら選択するという医療の選択もあることを知っていただきたいと思います．このような患者さんの選択を尊重するため，筆者は複数の薬剤のどれを服用するべきか，患者さんが決定できない場合，複数の薬を少しずつ処方して，患者さんに自ら薬効判定をしてもらいます．前述の患者さんの場合であれば，ベイスン，セイブル，グルファストをそれぞれ2週間分ずつ処方しています．

2 インスリン療法に活用する

カーボカウントというと，一般的には強化インスリン療法を行っている患者さんに対するカーボカウントを思い浮かべる方が多いと思います．ここでは強化インスリン療法と近年注目されている SU 剤と持効型インスリン療法を併用する BOT（Basal supported Oral Therapy）に分けて，解説したいと思います．

A 強化インスリン療法にカーボカウントを活用する

毎食前に超速効型または速効型インスリン（ボーラス・インスリン，Bolus insulin）を注射し，就眠前または朝に持効型インスリンまたは中間型インスリン（ベーサル・インスリン，Basal insulin）を 1〜2 回注射する方法を「強化インスリン療法」と呼びます（図 70）．

図 70 強化インスリン療法

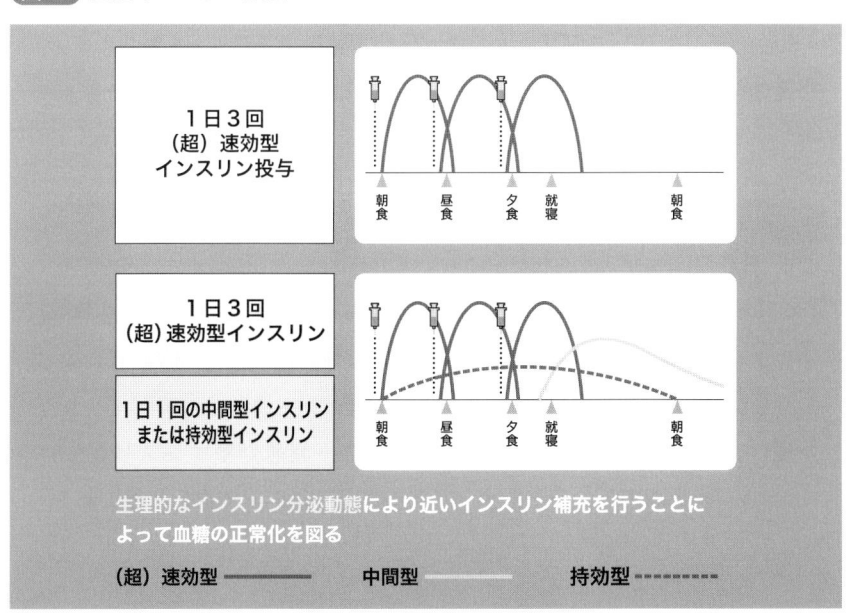

第9章 〜デザート2〜　カーボカウントを薬物療法に活用する（薬物療法の主役となる）

強化インスリン療法でカーボカウントを用いたいときには，食事に含まれる炭水化物量とボーラス・インスリン量に注目します．つまり，食事に含まれる炭水化物量に合わせて注射するボーラス・インスリンを調節して血糖管理を行います．本書はこれまで主にインスリン療法を行っていない患者さんを対象としたカーボカウントについて解説してきました．このため，不足している内因性インスリン分泌（患者さんの膵臓から分泌されるインスリン）に合わせて炭水化物摂取量を制限する方法について述べてきました．しかし，ここでは食べたい料理に含まれる炭水化物量に合わせてボーラス・インスリンを注射する方法を学びます．ボーラス・インスリンという武器を手に入れた患者さんはもう炭水化物を怖れる必要がないからです．

■カーボ・インスリン比（C/I 比）

多くの本が 500 ルール，1800 ルールを用いる方法について解説しています．

500（450）ルール：計算で C/I 比を求める方法

500（450）÷ 1 日に必要な総インスリン量 ＝ C/I 比（g/単位）

1 単位のインスリンで何グラムの炭水化物を処理できるか？ を表します．超速効型インスリンは 500 ルールを用い，速効型インスリンの場合 450 ルールを用います．

1800（1500）ルール：インスリン 1 単位で血糖値がどれだけ下がるか（インスリン効果値）を計算で求める方法

1800（1500）÷ 1 日に必要な総インスリン量 ＝ インスリン効果値（mg/単位）

インスリン効果値を求めることで，食前血糖値が高い場合，指示されたインスリン量にどれだけのインスリンを上乗せしたら良いか（追加インスリン量）を求めることができます．この場合，超速効型インスリンには 1800 ルールを適応し，速効型インスリンには 1500 ルールを適応します．

2. インスリン療法に活用する

しかし，こうした方法を紹介することで，かえって多くの患者さんに対して"カーボカウントは難しい"という印象を与えているように筆者には思われます．その上，500ルール，1800ルールでうまくいく方もいますが，こうした方法ではなかなかうまくいかない方が多いのも事実です．

症例紹介

そこで，本書では地道に血糖測定をしながら，C/I比を求めていく方法をご紹介したいと思います．C/I比とは，食後血糖値を制御できる炭水化物量とインスリンの比率です．それはカーボカウントをしながら，地道に血糖測定を行っていれば，比較的簡単に求められます．この際，注意していただきたい点は，朝食・昼食・夕食のすべてに共通のC/I比を適応できる患者さんとできない患者さんとがおられることです．一般的に朝のC/I比がもっとも低い（インスリンが効きにくい）場合が多いようです．

最近，持効型インスリン1回注射から強化インスリン療法に切り替えたばかりの73歳の女性を例に説明したいと思います．この患者さんは急性心筋梗塞を合併して入院，血糖コントロールが不良であったため，退院後から筆者が担当することになりました．BMI 29.0と肥満を有しておられたので，当初アマリール1mgと持効型インスリン（ランタス）の併用療法から開始し，炭水化物摂取量と食後血糖値の関係に注目して経過をみた結果，ボーラス・インスリンが必要と判明したため，ランタス30-0-0，ノボラピッド8-8-6の強化インスリン療法へ変更しました．そして，朝食，昼食，夕食について各1回ずつ，食事記録と食前食後の血糖記録をお願いしました．朝食・昼食・夕食の血糖記録，食事記録，食事記録をみながら行ったカーボカウントを図71～73に示します．

まずは次頁の図71をご覧ください．朝食のメニューは卵とじうどん，カーボカウントは約50g，使用したボーラス・インスリンはノボラピッド8単位，食前・食後血糖応答はご覧のとおり，大変良好です．このときのC/I比は6.25．したがって，明日以降も朝食についてはC/I比6g/単位を継続していただくことにしました．

次にその次頁の図72をご覧ください．昼食メニューはカレーライスとキウ

第9章 〜デザート2〜 カーボカウントを薬物療法に活用する（薬物療法の主役となる）

図71 朝食：卵とじうどん（うどん1玉，卵1個，ネギ）

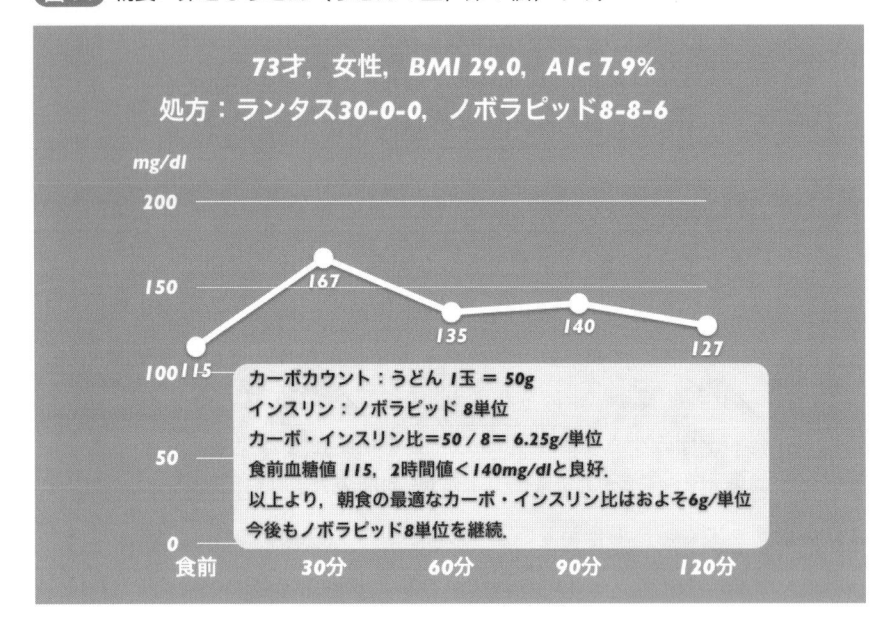

```
73才，女性，BMI 29.0，A1c 7.9%
処方：ランタス30-0-0，ノボラピッド8-8-6
```

mg/dl
- 食前: 115
- 30分: 167
- 60分: 135
- 90分: 140
- 120分: 127

カーボカウント：うどん1玉＝50g
インスリン：ノボラピッド8単位
カーボ・インスリン比＝50/8＝6.25g/単位
食前血糖値115，2時間値＜140mg/dlと良好．
以上より，朝食の最適なカーボ・インスリン比はおよそ6g/単位
今後もノボラピッド8単位を継続．

イフルーツ，カーボカウントはざっと75gです．カレールーのカーボ量については いつも机上に置いている食品成分表で「カレー・レトルトパウチ」から参照しました．使用したボーラス・インスリンはノボラピッド8単位，食前・食後の血糖応答はご覧の通り，まったく制御できておらず，明らかなインスリン不足です．このときのC/I比は9.4g/単位．したがって，明日以降はもう少しインスリンの増量が必要と判断されるため，C/I比8g/単位を指示しました．これは同じメニューであれば9〜10単位（9.4単位）に相当します．

最後に図73をご覧ください．夕食のメニューはご飯120g，豆腐となめこの味噌汁，かつお塩から，きゅうり漬けです．このメニューではご飯のみがカーボカウントの対象になりますので，45gとなります．使用したボーラス・インスリンはノボラピッド6単位，食前食後の血糖応答は昼食よりもさらに不良で，食後3時間値＞200mg/dlを呈しています．このときのC/I比は7.5g/単位．したがって，明日以降は大胆なインスリンの増量が必要と判断されますので，C/I比6g/単位への増量を指示しました．これは同じメニューであれば8単位

170

2. インスリン療法に活用する

図72 昼食：カレーライス（ご飯 120g，福神漬け，キウイフルーツ 2/3 個）

73才，女性，BMI 29.0，A1c 7.9%
処方：ランタス30-0-0，ノボラピッド8-8-6

mg/dl

- 食前 140
- 179
- 189
- 265
- 270

カーボカウント：ご飯120g（45g）＋カレー1人前（20g）
　　　　　　　＋キウイ2/3個（10g）＝75g
インスリン：ノボラピッド 8単位
カーボ・インスリン比＝75 / 8＝ 9.4g/単位
食前血糖値 140, 2時間値270mg/dlとインスリン不足（＋）
以上より，次回はカーボ・インスリン比 8g/単位で試みる．
つまり，同じメニューならノボラピッド9〜10（9.4）単位へ増量！

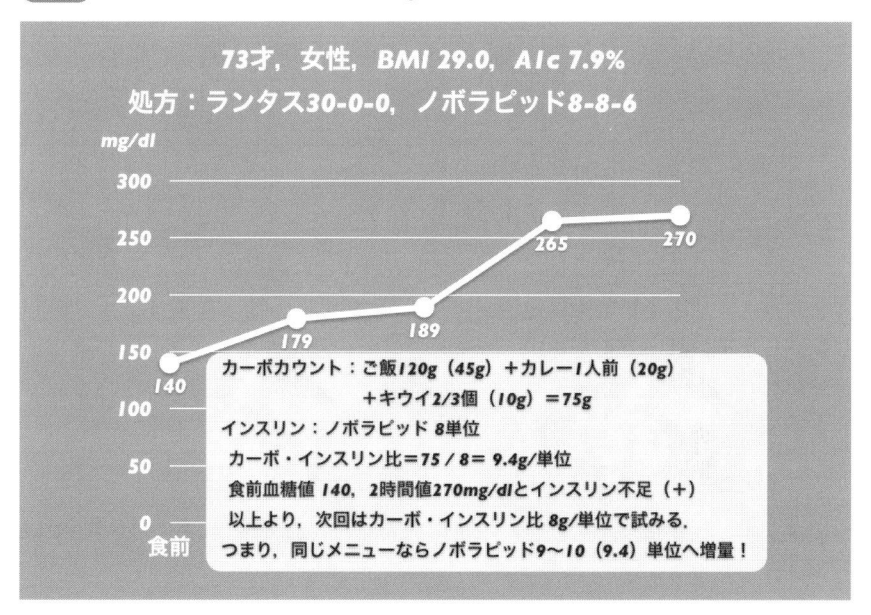

図73 夕食：ご飯 120g，味噌汁（豆腐，なめこ），かつお塩から，きゅうり漬け

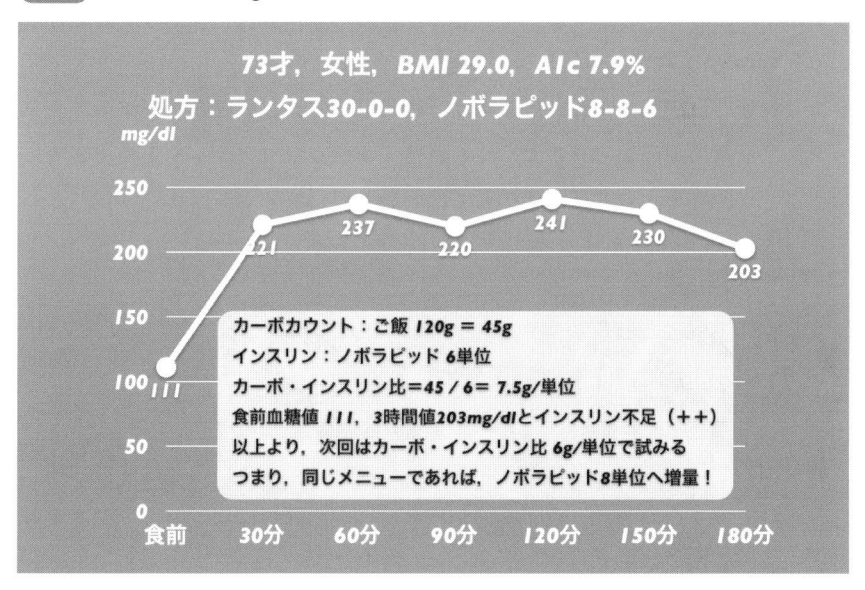

73才，女性，BMI 29.0，A1c 7.9%
処方：ランタス30-0-0，ノボラピッド8-8-6

mg/dl

- 食前 111
- 221
- 237
- 220
- 241
- 230
- 203

カーボカウント：ご飯120g ＝ 45g
インスリン：ノボラピッド 6単位
カーボ・インスリン比＝45 / 6＝ 7.5g/単位
食前血糖値 111, 3時間値203mg/dlとインスリン不足（＋＋）
以上より，次回はカーボ・インスリン比 6g/単位で試みる
つまり，同じメニューであれば，ノボラピッド8単位へ増量！

食前　30分　60分　90分　120分　150分　180分

(2単位増量)に相当しますが,昼食のメニューであれば,65÷6＝10～11単位が必要になります.

　今回ご紹介した患者さんはかなりインスリン感受性が低い,やや特殊なケースといえます(普通 C/I 比は 10～15g/単位くらいが標準と考えてください)が,毎回の診察で食事記録と血糖応答をみながら,少しずつボーラス・インスリン量の調節を行っていく方法をご理解いただけたら幸いです.カーボカウントによるインスリン調節を行うためには,ご紹介した症例のように,**食事記録をする際,必ず炭水化物の食材についてはカーボカウントできるように「量的な記述」を忘れないでください**.つまり,ご飯の量やキウイフルーツの量は正確に記載しますが,福神漬けやかつおの塩から,きゅうり漬けなどには量的な記載をする必要がありません.

　ここまでの説明を読んで,ボーラス・インスリンの投与量は食事のエネルギーではなく,炭水化物量に基づいて決めた方が合理的であることに気づいていただけたでしょうか?

　皆さんが毎日医師から指示されたとおりのインスリン注射をしているのに,食後血糖値がめまぐるしく変化する理由の 1 つがこれです.たとえば「すき焼き」のように炭水化物が少ないメニューを食べるときと「焼きそば」のように炭水化物中心のメニューを食べるときでは,"その料理に適したボーラス・インスリン量"は同じではないはずです.こうしたメニューに応じたボーラス・インスリン量の調節ができるようになれば,あなたはワンランク上の上級者になることができます.どうか頑張ってほしいと思います.

B 経口剤を併用したインスリン療法にカーボカウントを活用する

　我が国の 2 型糖尿病患者にはインスリン分泌低下型が多いことはすでに述べたとおりです.このため,我が国の糖尿病専門医の間には以下の 2 つの考え方が広く信じられています.

2. インスリン療法に活用する

すなわち,

> ① 我が国の 2 型糖尿病患者はインスリン追加分泌低下型を示す非肥満例が多いので,**「ボーラス・インスリン療法」が適している**
> ② 患者のコンプライアンスの良否を考慮しなければ,理想的なインスリン療法とは,生理的なインスリン分泌にもっとも近い**「強化インスリン療法」**である

しかし,近年持効型インスリンと SU 剤を併用した Basal Insulin 療法の出現によって,こうした考え方に対する大きなパラダイムシフトが起こりつつあります.こうした治療法は別名,Basal supported Oral Therapy (BOT),あるいは Oral Supported Basal Insulin Therapy (OSBIT) などと呼ばれています.BOT は「持効型インスリンを併用した経口薬治療」という意味であり,OSBIT は「経口薬を併用した持効型インスリン療法」という意味で,後者は持効型インスリンの役割をより重視した治療法である点を強調した命名法ですが,ここでは両者を含めて BOT (広義) と表現して,以下の執筆を進めたいと思います.

BOT がインスリン頻回注射よりも優る効果を発揮するための条件として,筆者は以下の 5 点を挙げたいと思います.

> ❶ BMI > 25 の肥満例である
> ❷ インスリン感受性が低い,つまりインスリン総投与量が多い(0.6 単位/kg 以上)
> ❸ 頻回注射による体重増加が著しい
> ❹ インスリン抵抗性改善薬が効果的である
> ❺ 頻回インスリン注射療法に対するコンプライアンス(遵守率)が低い

そして,このような症例に対して,BOT を行った場合に認められる臨床的な効果は以下の 2 点です.すなわち,

> ① 急速な血糖コントロールの改善効果
> ② インスリン投与量の節減効果

第9章 〜デザート2〜 カーボカウントを薬物療法に活用する（薬物療法の主役となる）

なぜ，肥満例にBOTが有効であるかという点については，図74のような理由があげられます．

すなわち，このような症例には元来血糖コントロールに不可欠なリソース（資源）であるインスリン分泌能が十分に保たれており，それを上回るインスリン抵抗性がインスリン頻回注射療法の効果を妨げているからに他なりません．それゆえ，肥満をさらに助長しかねないインスリン頻回注射療法よりも，少量SU剤＋インスリン抵抗性改善薬＋持効型インスリン療法（BOT）の方が理論的にも効果が期待できるはず……と筆者は考えました．

そして，この **BOTを成功させるための不可欠な条件として，「カーボカウントのマスター」** をあげることができます．なぜなら，BOTはボーラス・インスリンに頼らずに食後血糖値を制御しなければならないからです．ここで，第7章で学んだ技術が求められるのです．

図74 肥満患者には豊富なリソースがある

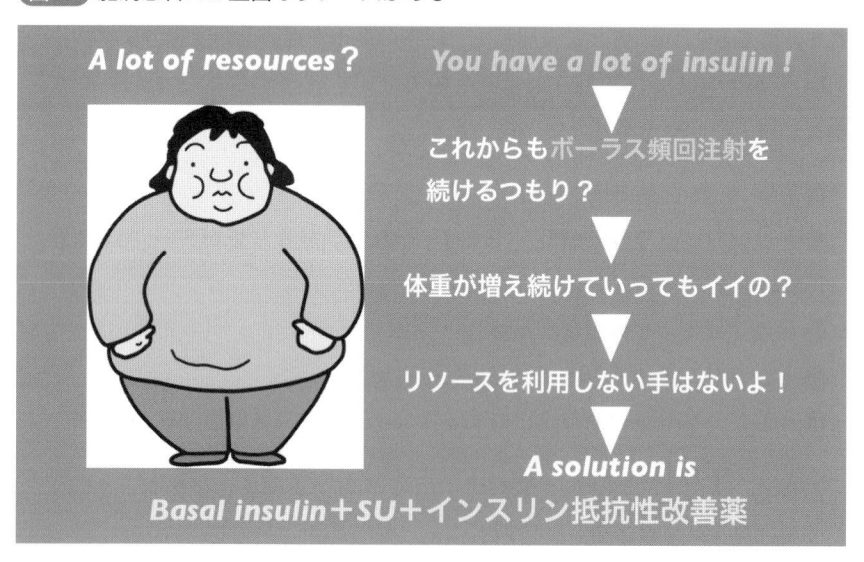

A lot of resources?　　*You have a lot of insulin!*

これからもボーラス頻回注射を続けるつもり？

体重が増え続けていってもイイの？

リソースを利用しない手はないよ！

A solution is
Basal insulin＋SU＋インスリン抵抗性改善薬

2. インスリン療法に活用する

症例紹介

これから，代表的な3症例をご紹介したいと思います．

■強化インスリン療法から BOT への変更によって劇的に改善した症例

患者さんは60代の男性です．50代で脳梗塞と脳出血をそれぞれ経験し，高度の右片麻痺を呈する2型糖尿病患者さんです．200X年，非ケトン性高浸透圧性糖尿病性昏睡で入院され，ノボリンR 6-4-4，ノボリンN 0-0-0-12にて退院されました．その後，アマリール1mg＋夕食前ノボリン30R 0-0-10へ変更されましたが，徐々に血糖コントロールが悪化し，ノボラピッド6-4-0，ノボリン30R 0-0-10へ変更しましたが改善がみられないため，ランタスを用いた強化インスリン療法へ変更しましたが，その後も一向に改善せず，気がつけば85kg（BMI 27.7）の体重が101kg（BMI 33.0）まで増加していました．そこでビグアナイド薬であるメデット1500mg，アマリール1mgとランタス朝1

図75 ランタスを用いた強化療法から BOT へ

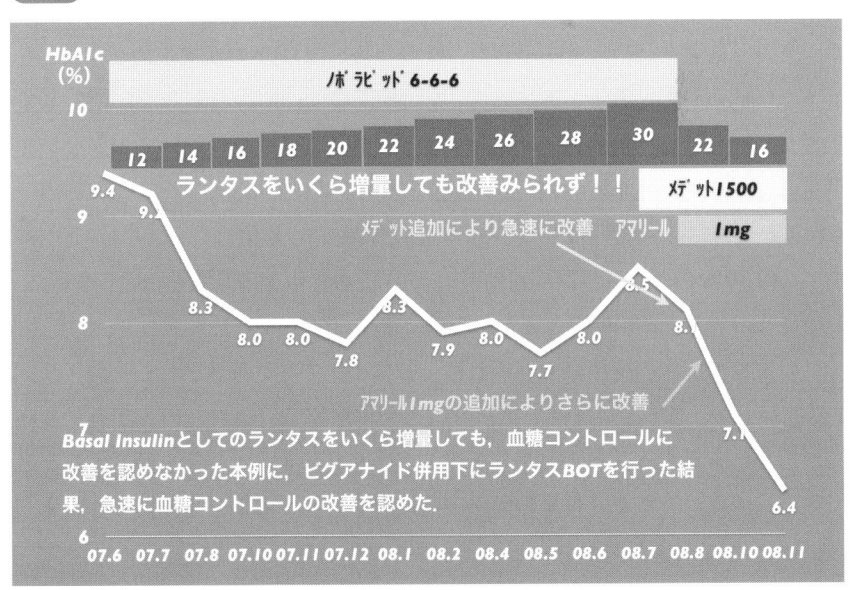

Basal Insulin としてのランタスをいくら増量しても，血糖コントロールに改善を認めなかった本例に，ビグアナイド併用下にランタスBOTを行った結果，急速に血糖コントロールの改善を認めた．

回投与を併用し，ノボラピッドを中止し，BOTへ変更しました．インスリン注射を担当する奥様には空腹時血糖値 80 〜 120mg/d*l* を目標にランタスを適宜増減するように指導しました．その結果，**A1c 8.1% → 6.4%** へ改善し，総インスリン投与量も 48 単位 → 16 単位へ減量することができました（**約 70%のインスリン節減効果**）．

この患者さんの臨床経過の一部を前頁の図 75 に示しました．

■強化インスリン療法からBOTへ変更することによって，血糖コントロールの改善と肥満の改善を認めた症例

2症例目の患者さんは 20 代の女性です．20 代で発症し，直ちに強化インスリン療法を開始されました．その後，筆者の外来を初診するまでの 3 年間で 10kg の体重増加をきたしていました．当初，前医の処方（ノボラピッド 10–10–10，ヒューマカート N 0–0–0–8）を継承していましたが，A1c は 6.9 〜 7.5 ％で思うように改善しませんでした．真面目な彼女は食前血糖値に合わせてボーラス・インスリンの増量を図り，ヒューマログは 1 日 48 単位（16–16–16）まで増量されました．この結果，体重は初診時よりもさらに 4kg 増加しました．そこで，ベーサル・インスリンであるヒューマカート N をランタスへ変更してみましたが，やはり改善を認めませんでした．このため，BOT への変更をめざすことをご本人に伝え，ボーラス・インスリンを短期間に 48 単位/日から 24 単位/日まで減量し，たとえ食前血糖値が高値を示しても決してボーラス・インスリンを増量せず，1 食 3 〜 4 カーボの食事管理を守るように指導しました．この結果，**A1c 7.2 → 5.9%** へ改善し，インスリン総投与量は 64 単位/日→ 44 単位/日へ減少し（**約 30% のインスリン節減効果**），さらに **4kg 以上の減量**を達成しました．以下にこの患者さんの経過とまとめを示します（図 76，77）．

このような症例の臨床経過をみれば，強化インスリン療法よりもインスリン1 回注射と SU 剤＋インスリン抵抗性改善薬併用療法（BOT）の方が有効な症例が確かに存在することがわかります．ボーラス・インスリンを減量することで体重減少だけでなく，将来の動脈硬化進展を抑制する効果も期待できます．

2. インスリン療法に活用する

図76 この患者さんの経過とまとめ

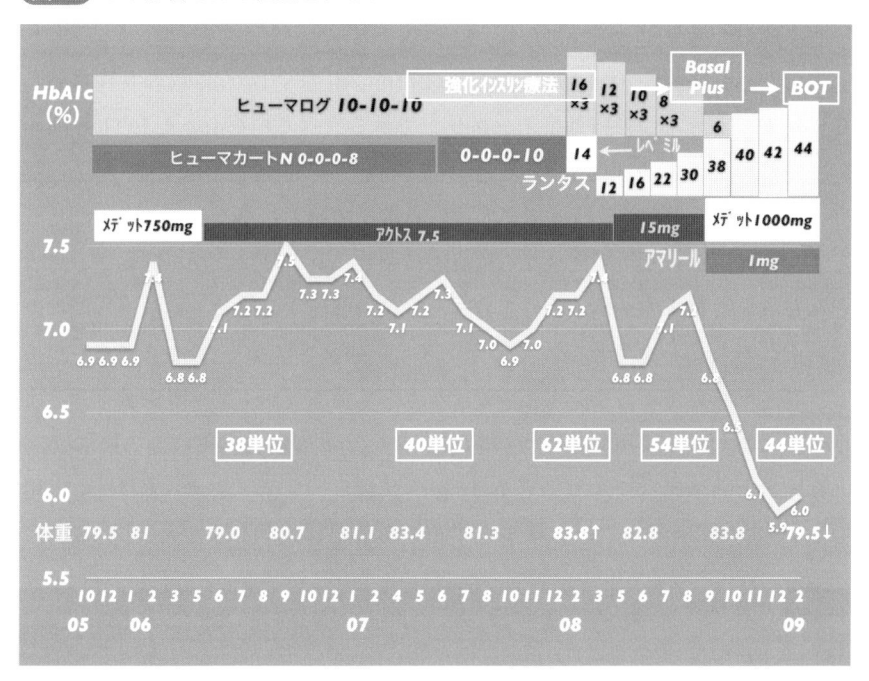

図77 本例のポイント

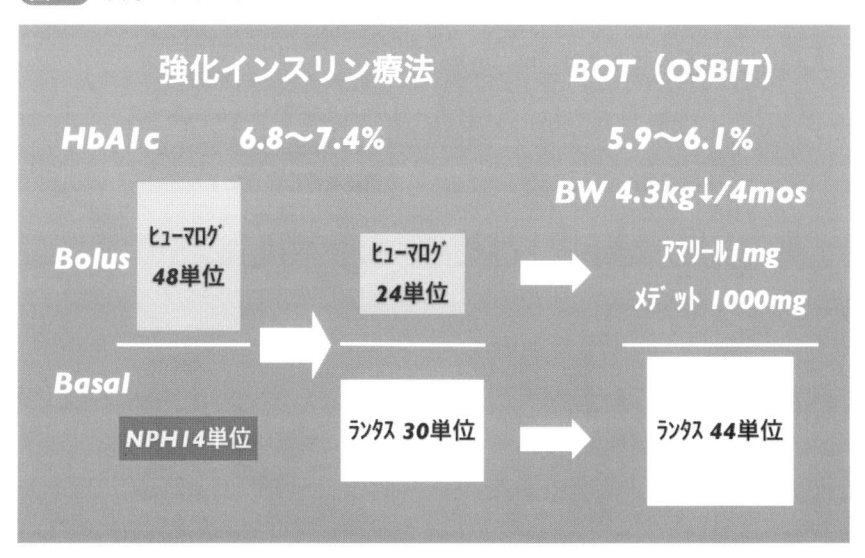

強化インスリン療法　　　　BOT（OSBIT）

HbA1c　6.8〜7.4%　　　　5.9〜6.1%
　　　　　　　　　　　　　　BW 4.3kg↓/4mos

Bolus　ヒューマログ48単位 → ヒューマログ24単位 → アマリール1mg
　　　　　　　　　　　　　　　　　　　　　　　　メデット1000mg

Basal　NPH14単位 → ランタス30単位 → ランタス44単位

第9章 〜デザート2〜　カーボカウントを薬物療法に活用する（薬物療法の主役となる）

■初診時のインスリン導入として BOT を選択し，良好な経過を辿った症例

　次に初診時に A1c 12.4％，随時血糖 271mg/dl を呈した 20 代の女性に対して，外来でもう1つの持効型インスリンであるレベミルを用いた BOT を開始し，良好な経過を辿った症例をご紹介します．この患者さんは BMI 25.2 と軽度の肥満を有し，5 年前の検診まで特に異常を指摘されたことがなかったそうです．血糖値から考え，従来ならば直ちに強化インスリン療法を開始する患者さんと考えられます．私はこの患者さんの全身状態が良好で，かつ不規則な就労状況にあることを考慮し，強化インスリン療法ではなく，BOT 療法を選択し，さっそくカーボカウント指導を開始し，1 食に 3 〜 4 カーボ未満を守るように伝えました．併用薬剤は当初アマリール 2mg/日から開始し，A1c ＜ 7％となったところで，アマリールを 1mg へ減量し，メデット 750mg/日の併用を開始し，約 20 週後にレベミルを中止することに成功しました．図 78 にこ

図78 臨床経過

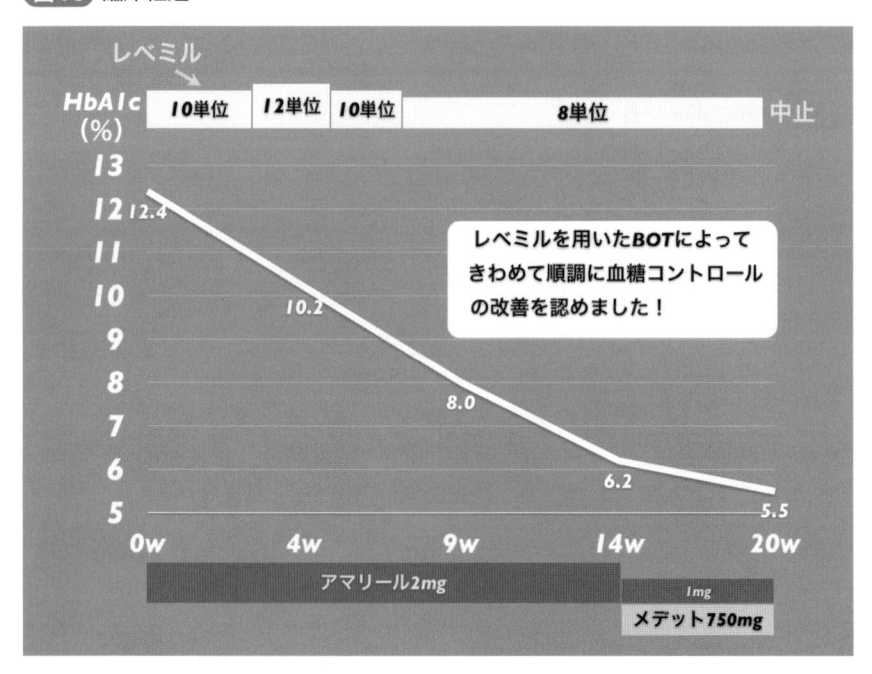

レベミルを用いた BOT によってきわめて順調に血糖コントロールの改善を認めました！

(グラフ: HbA1c(%) の推移)
- 0w: 12.4
- 4w: 10.2
- 9w: 8.0
- 14w: 6.2
- 20w: 5.5

レベミル: 10単位 → 12単位 → 10単位 → 8単位 → 中止
アマリール 2mg → 1mg
メデット 750mg

178

の患者さんの臨床経過を示します．

このように，BOTはインスリンの初回導入にもっとも適した治療法といえますが，このときにもカーボカウント指導が不可欠となります．

■ BOTにおけるカーボカウントの意義（総括）

BOTを導入した3人の患者さんの治療経過をご紹介しました．このようにBOTを成功させるためにはカーボカウント指導が不可欠であることを強調したいと思います．インスリン頻回注射療法では，医師はどうしても**「ボーラスインスリン調節による血糖管理」**をめざしていますので，患者さんの食事療法への介入にはどちらかといえば，消極的で，ほとんど栄養士任せとなっていました．しかし，我が国の管理栄養士は2型糖尿病患者に対するカーボカウント指導を学んでいません．近年，BOTの普及に伴って，インスリン頻回注射からBOTへ変更後の血糖コントロールの悪化が問題となっているという話題を耳にしますが，これはまさに医師の食事療法への介入指導が不十分であることを物語っているのではないかと筆者は考えます．その意味でも，今後カーボカウントが日本糖尿病学会や日本病態栄養学会で認められ，日常臨床に広く活用される時代が1日も早く到来することを祈ってやみません．

最後に筆者が用いているBOTのアルゴリズムを3つ示します（図79〜81）．

第9章 〜デザート2〜 カーボカウントを薬物療法に活用する（薬物療法の主役となる）

図79 持効型インスリンを用いた初回インスリン導入

```
2剤以上の薬物療法を6ヶ月以上投与してもA1c > 7.5〜8.0%
           ↓
持効型インスリン＋少量SU剤（アマリール1〜2mg程度），TZD/BGは中止
     FPG 80〜120を目標に持効型インスリンを増量していく
           ↓
     ビグアナイドまたはチアゾリジンを併用
       インスリンの減量を図る
  併用効果が確認されたら継続し，効果がなければ中止する
```

A1c < 7%	A1c < 7%であるが45g未満の炭水化物摂取で食後血糖 > 200mg/dl	A1c > 7%
OSBIT継続	Bolus追加	Bolus追加

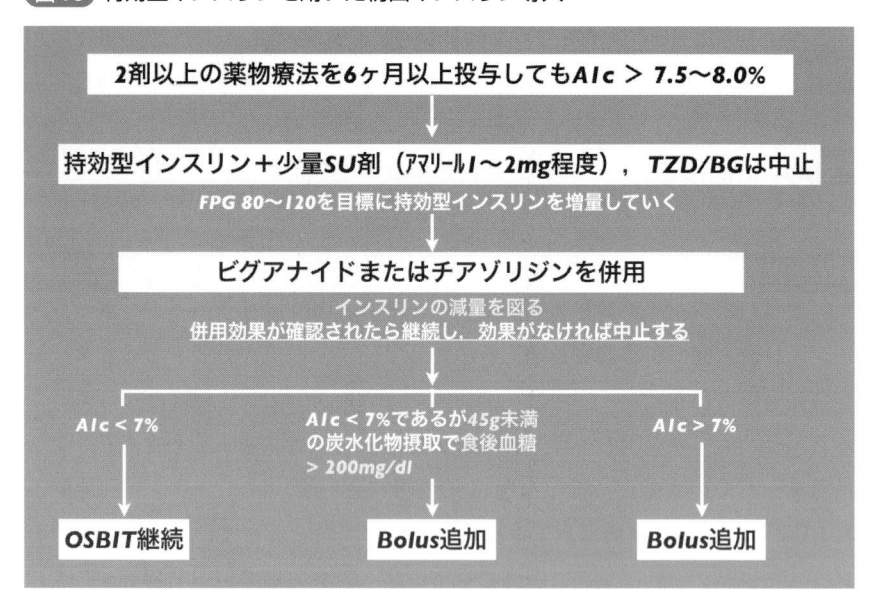

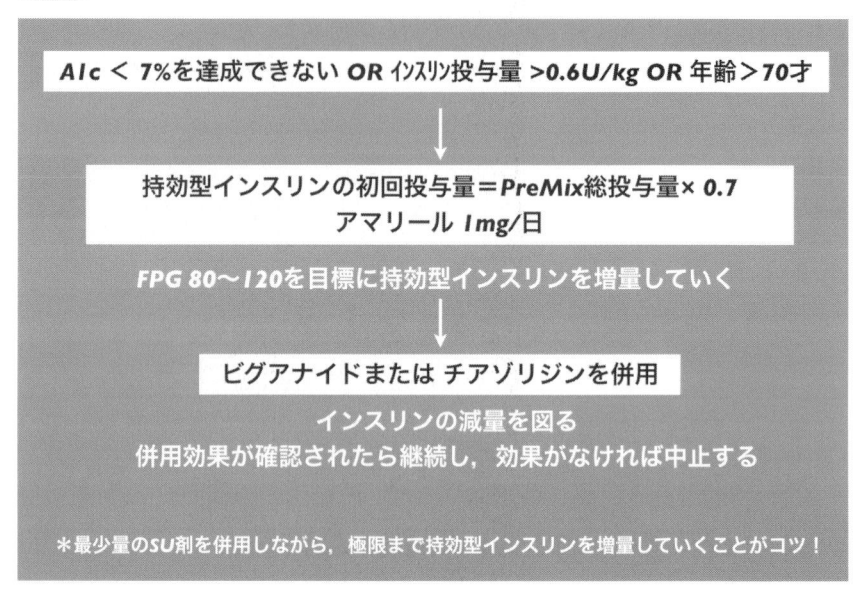

図80 2相性インスリン2回注射からBOT（OSBIT）へ

```
A1c < 7%を達成できない OR インスリン投与量 >0.6U/kg OR 年齢>70才
           ↓
持効型インスリンの初回投与量＝PreMix総投与量× 0.7
         アマリール 1mg/日
     FPG 80〜120を目標に持効型インスリンを増量していく
           ↓
     ビグアナイドまたは チアゾリジンを併用
       インスリンの減量を図る
  併用効果が確認されたら継続し，効果がなければ中止する

＊最少量のSU剤を併用しながら，極限まで持効型インスリンを増量していくことがコツ！
```

2. インスリン療法に活用する

図81 強化インスリン療法から BOT（OSBIT）へ

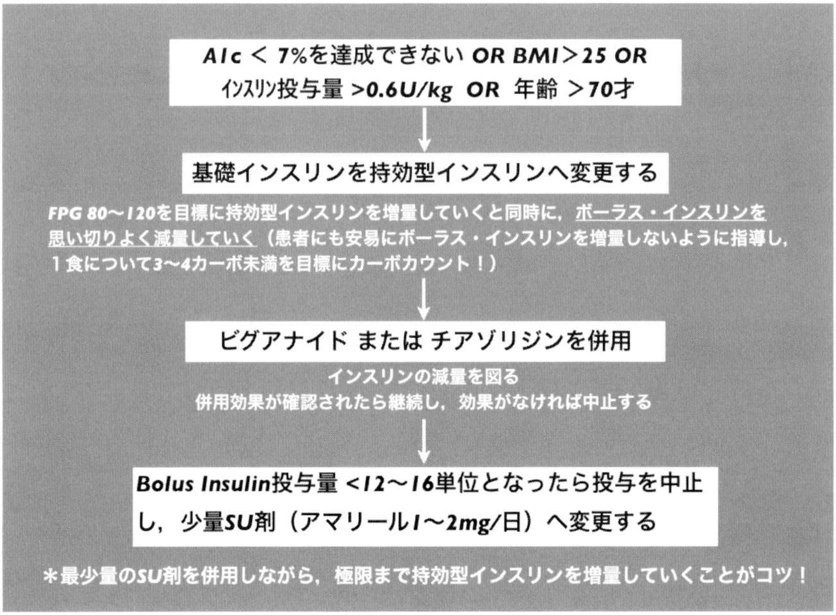

A1c < 7%を達成できない OR BMI >25 OR インスリン投与量 >0.6U/kg OR 年齢 >70才

基礎インスリンを持効型インスリンへ変更する

FPG 80〜120を目標に持効型インスリンを増量していくと同時に，ボーラス・インスリンを思い切りよく減量していく（患者にも安易にボーラス・インスリンを増量しないように指導し，1食について3〜4カーボ未満を目標にカーボカウント！）

ビグアナイド または チアゾリジンを併用

インスリンの減量を図る
併用効果が確認されたら継続し，効果がなければ中止する

Bolus Insulin投与量 <12〜16単位となったら投与を中止し，少量SU剤（アマリール1〜2mg/日）へ変更する

＊最少量のSU剤を併用しながら，極限まで持効型インスリンを増量していくことがコツ！

第10章 〜食後酒〜 カーボカウント導入が療養指導にもたらす変化

　カーボカウントの導入によって，糖尿病療養指導の現場にどのような変化が生じるのでしょうか？　この章では，カーボカウント導入が医師，看護師，栄養士などの療養指導にもたらす変化について述べてみたいと思います．

A 自己血糖測定に基づく栄養指導が教えてくれたもの

　従来の栄養指導では血糖測定はあまり重視されませんでした．しかも，栄養バランスを重視するので融通が利きません．しかし，カーボカウントは血糖測定を前提としています．血糖測定に基づく栄養指導は私たち医療者にどのような変化をもたらすでしょうか？　筆者は日常診療に自己血糖測定に基づく栄養指導を取り入れています．そうした診療を通じて強く感じていることがあります．それは，糖尿病患者さんにとっていちばん悲しいことは，食事療法を一生懸命頑張っても血糖コントロールが改善しないことではないかということです．たとえば第9章の1-**B** で紹介した患者さんは，五穀米60gで食後1時間値が200mg/dlを超えてしまいます．それはとても悲しいことです！　このように自己血糖測定に基づいた栄養指導を行っていると，自然と患者さんの気持ちに近づくことができます．そして，栄養療法の目的は何よりも血糖管理を重視すべきであるという思いを強くしました．このような意味からも，米国糖尿病協会がカーボカウントを正式に採用していることはとても理にかなってい

す．栄養バランスという観点からはさまざまな矛盾を内包するとしても，まずインスリン分泌低下を呈する患者さんの心の痛みを，私たち医療者は受け止めるべきではないか？　自己血糖測定に基づく栄養指導の実践は，筆者にそのことを教えてくれました．

B 栄養指導の現場に与える影響

❶ 自己血糖測定は必須となる

　栄養バランスよりも血糖管理を重視するカーボカウントが指導に取り入れられることで，栄養指導には自己血糖測定が不可欠なものとなります．食品交換表に基づく，従来の栄養指導ははじめから最適な栄養バランスに患者の献立を当てはめるような指導が行われてきました．しかし，カーボカウントによる食事管理は，それぞれの患者さんの食事記録と自己血糖測定記録に基づく指導なので，押しつけがましさはかなり薄らいでくるのではないでしょうか？

❷ 栄養指導の現場から治療担当者への フィードバックが行われるようになる

　カーボカウントは炭水化物管理に基づく栄養療法なので，常に炭水化物摂取量と食前・食後血糖値に着目し，患者の食事記録と自己血糖測定記録を照合する作業が必要となります．しかし，現在の保険医療制度に基づく診療環境では，医師は患者の食生活について詳細な情報を得ることはできません．**それゆえ，管理栄養士の糖尿病診療における役割は飛躍的に増します**．そして，たとえばわずか3カーボの炭水化物摂取で食後血糖値の制御ができない場合，栄養指導の現場から担当医へ，α-グルコシダーゼ阻害薬やボーラス・インスリンの追加投与が必要であるといった，臨床上有用な情報をフィードバックすることが可能となります．

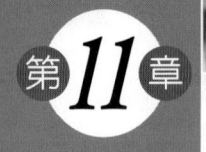

第11章 〜珈琲〜 これからの栄養療法に望まれること

 いよいよカーボカウントのフルコースを締めくくるときを迎えました．第1章から10章にかけて，日本型カーボカウントについての試案を提示し，その具体的な実践方法について述べてきましたが，いかがだったでしょうか？
 この章では，「これからの栄養療法に望まれること」と題して，私見を述べてみたいと思います．

1 カーボカウントに対する誤解を解く

 エネルギー制限と栄養バランスを何よりも重視する我が国には，未だにカーボカウントに対する多くの誤解が存在します．筆者はここまで，それらの誤解や批判に応えることを意識して，執筆してきたつもりですが，ここでもう一度レビューしてみたいと思います．

■「カーボカウントは炭水化物ばかりに注目しているので，栄養バランスの悪化を招く」という誤解に対して

 ①バランス食は30年近い歴史をもつ素晴らしい栄養療法ですが，その概念を基に作成された食品交換表には同時に多くの矛盾が存在します．それは一言でいえば，栄養バランスを重視するあまり，血糖管理をほとんど考慮していない点です．糖尿病の栄養療法において栄養バランスが極めて重要であることは

言うまでもありませんが，同時に血糖管理も重要であるはずです．**栄養バランス，エネルギー管理，血糖管理のうち，何をどれくらい優先するか？ を決定するのが臨床家の手腕**です．食品交換表はすべての糖尿病患者に 60 〜 65 ％の炭水化物比率を求めていますが，これはグローバルな視点からみて，かなり高い炭水化物比率であり，インスリン分泌低下型の 2 型糖尿病患者が多い我が国には適しません．

　②カーボカウントは個々の患者の病態を考慮して，個々の患者の病態に合った栄養バランス（血糖管理と栄養バランスの最適な妥協点）を定義することの大切さを主張し，特にインスリン分泌能に見合う炭水化物摂取を勧めています．それは栄養バランスを無視するものではなく，肥満者にはエネルギー制限，脂質異常症合併者には飽和脂肪制限，そしてインスリン分泌低下型には炭水化物制限を重視するなど，個々の患者の病態に合った**個別化栄養療法**を目指すものです．

■「カーボカウントはエネルギー量を定義しないので，エネルギー摂取過多から肥満や脂質異常症，動脈硬化性疾患の増加を招く」という誤解に対して

　①"適量の食事を守る"ということは誰にとっても，またどのような栄養療法であっても難しいことであって，それを守れない責任がカーボカウントにないことは明らかです．

　②確かにファーストフード（高エネルギー，高脂肪，高糖質食）が普及した結果，肥満した児童や成人肥満者が増加したことは認めます．しかし，我が国の 2 型糖尿病患者の大部分はインスリン低分泌型の非肥満患者なのです．つまり，高脂肪食やエネルギー摂取過多が問題となる患者ももちろん存在しますが，低脂肪高炭水化物食がもたらす弊害も同様に大きいことを指摘したいと思います．筆者がこの本全体で訴えているのは，我が国の肥満を伴わない 2 型糖尿病患者に対する炭水化物比率の是正です．「エネルギー制限が重要な患者」と「炭水化物制限の方が重要な患者」の存在を同時に認めることはそれほど難しいことでしょうか？　カーボカウントもバランス食もどちらも重要であるとい

う認識が今，求められているように思われます．

■ 「日本の食文化は炭水化物食材が豊富である上，調理方法も多彩であるので，カーボカウントには適さない」という誤解に対して

①確かに我が国にはたくさんの炭水化物食材があり，またさまざまな調理方法があり，パンと肉または魚料理といった欧米の食文化とは大きく異なります．しかし，だからカーボカウントに馴染まないか？　というと，決してそんなことはありません．食品交換表に倣って，日本版カーボ・リストを作成すれば，すぐに慣れることができるはずです．私たちが日常生活で食す炭水化物食材はそう多くはありません．

②私は現在，代表的な炭水化物食材100種類を載せた1カーボ早見表を作成し，それを用いてカーボカウント指導をしています．そして，患者さんから尋ねられた際，わからない食材はその都度，食品成分表で調べて回答していますが，これで十分足りています．調味料も慣れてくれば，すぐに計算できるようになります．

③私にとっては，むしろエネルギー計算の方がはるかに難しそうに思えます．煮物，シチューなどに入れる食材の一つひとつを計算したり，揚げ物や炒め物で使った油脂量を計算したり……素人にはとても難しいはずです．でもカーボカウントなら炭水化物だけの計算なので，たとえ外食であっても目分量で概算できます．

2 日本型カーボカウントの確立をめざす

欧米で広く普及しているカーボカウントですが，日本と欧米における2型糖尿病患者の病態の差を考慮すれば，むしろカーボカウントは欧米人よりも我が国の2型糖尿病患者の方が適していると考えられます．欧米の肥満した2型糖尿病患者においては炭水化物制限だけでは食後血糖を制御することは困難です．一方，我が国には，A1c＜6％でありながら，わずか3カーボ（米飯120g，

食パン1.5枚）で食後1時間値＞200mg/dlを呈するインスリン分泌低下型の2型糖尿病患者やその予備軍が多数存在しています．こうした人々は，炭水化物制限によって確実に食後血糖値を制御することが可能であることから，炭水化物摂取量と食後血糖値をモニタリングするカーボカウントが大変有効です．本書ではインスリン分泌能に見合う炭水化物量を定義することで食後血糖管理を行う方法を提示しています．今後，多数例を対象に，こうした方法の有用性を検討していくことが必要と考えます．

3 栄養療法におけるサイエンスとアートの融合をめざす

　筆者はカーボカウントとバランス食のそれぞれの良い点を取り入れた日本型カーボカウントをめざしていきたいと思っています．たとえば，エネルギー制限食が苦手な患者さんにはカーボカウントを選択したり，腎障害を合併していたらバランス食を選択するといった考え方です．しかも，我が国には食品交換表によって長年培われてきたエネルギー計算方法が広く普及していますので，患者さんによっては日常の食事管理はバランス食で行い，旅行やパーティーではカーボカウントを取り入れることも可能と考えられます．

　その際，一番苦労するのは栄養指導を担当する管理栄養士さんだろうと思います．現在我が国の病院給食は主にエネルギー量と蛋白質比率で決められています．多くの栄養士さんはこうしたエネルギー量と蛋白質比率を固く遵守するバランス食の概念をきっちりと教育されてきています．しかし，カーボカウントは，その患者のインスリン分泌能に見合った炭水化物比率を定義することを重視しますので，バランス食が提唱する適正な蛋白質比率を遵守することができなくなります．つまり，これまで管理栄養士さん達が教え込まれてきたバランス食の不文律を犯すことになるわけです．

　この問題は大変難しい問題です．現在のバランス食とカーボカウントの対立もこの一点に尽きるように思われます．**つまり，栄養バランス主義（生物医学**

モデル）と血糖管理主義（実効性重視，遵守率重視の立場）の対立です．より生物学的原則を重視するべきか，患者のQOLや遵守率を重視するべきかという問題です．栄養療法におけるこうした2つの異なった実践のどちらが有効であるのか？　を明らかにした質の高い，長期的な観察研究はありません．しかし，DCCT（N Engl J Med. 1993; 329: 683-9）やDAFNE研究＊（BMJ. 2002; 325: 746-51）において，カーボカウントの有効性が示されたことは，栄養療法の差異だけでなく，患者の遵守率の差に負うところが大きいと筆者は考えています．すなわち，カーボカウントによってもたらされる食事計画の柔軟性，あるいは食事に合わせてインスリン投与量を調節できるといった患者中心の手法が糖尿病患者のアウトカムに大きな影響を及ぼしたのではないかと，筆者は考えています．

　たとえば，慢性腎臓病（CKD）3期の患者に対して，ガイドラインに忠実な蛋白質制限を指導して，腎機能の保全を優先するべきか，あるいは血糖管理を重視して炭水化物制限を重視するべきか？　という問題は，患者の腎機能や細小血管障害のステージ，さらには現在の血糖コントロール状況などを考慮しながら，一人ひとり慎重に決めていかなければならない問題です．しかし，こうした問題を議論する前に考慮すべきことがあります．それは，そもそもその患者にとって大切なことは，医学的な原則をしっかり遵守させることなのか？　それとも患者の裁量を最大限に尊重することによって患者の意欲や遵守率を高める（アドヒアランスを高める）ことなのか？　という判断です．

＊ DAFNE（Dose Adjustment For Normal Eating）研究
　DAFNE研究とは，1型糖尿病患者に対して，食品の選択に応じたインスリン調節法を学習する5日間のトレーニングを行ったDAFNE群と従来治療群とのランダム化比較試験です．つまり，インスリン投与量に合わせて食事を調整する従来治療群と自由な食事に合わせて，自分でインスリン投与量を調整するDAFNE群の2群に分けて1年間追跡する前向き比較試験で，両群間で，血糖コントロールや患者のQOL（生活の質），治療満足度，精神健康状態への影響などが比較検討されました．その結果，DAFNE群では，従来治療群と比べて，有意にHbA1c値が改善したにもかかわらず，重症低血糖の頻度については有意差を認めませんでした．また，患者のQOL，治療満足度，精神健康状態などの評価でもDAFNE群が従来治療群より優っていることが示されました．

3. 栄養療法におけるサイエンスとアートの融合をめざす

　糖尿病の自己管理をめぐる昨今の議論は生物医学的観点に偏っていて，こうした全人的な視点を欠いているような気がしてなりません．そして，それはEBM（科学的根拠に基づく医療）の発達と無関係ではないようです．糖尿病は患者が自らの責任において自己管理していく疾病であり，その意味において，糖尿病治療にただ1つの正解などあろうはずがありません．ここに至って，あらためて**"医療はサイエンスであると同時にアートである"**という言葉に辿り着きます．つまり，糖尿病栄養療法におけるサイエンスとアートを融合させることこそ，今後の私たちに課せられた使命ではないかと気づきました．本書が糖尿病栄養療法に関わる多くの医療者の目にとまり，栄養療法における新しい視座（生物医学的視点に患者中心の視点を取り入れること）を提供することに寄与できたら望外の喜びです．

■付録 1　　　　　　　　　　　　　　　　　　　　　　　　　　　　Appendix 1

カーボカウント早見表

早見表作成・レシピ指導 一政晶子（管理栄養士・米国登録栄養士）

1　1 カーボあたりの食品リスト

食品	サービング	分量	炭水化物 (g)	カロリー (kcal)	1 食分の目安
調理済み，使用可能の状態（特記を除く）	目安量（不可食部込み），1 カップ＝250ml	可食部	10～20g は 1 カーボとしてカウント		

でんぷんグループⅠ（穀類）

1 カーボの簡単目安：パン類＝食パン 1/2 個の大きさ，麺類＝1/4 玉，飯類＝茶碗小 1/3 杯

食品	サービング	分量	炭水化物	カロリー	1 食分の目安
ごはん	1/4 カップ，茶碗小 1/3 杯，茶碗中 1/4 杯，丼ぶり 1/6 杯	40g	15	67	茶碗小（120g）＝3 茶碗中（160g）＝4 丼ぶり（240g）＝6
玄米ごはん	1/4 カップ，茶碗小 1/3 杯，茶碗中 1/4 杯，丼ぶり 1/6 杯	40g	14	66	茶碗小（120g）＝3 茶碗中（160g）＝4 丼ぶり（240g）＝6
おにぎり	1/2 個	50g	19	84	1 個（100g）＝2
米（調理前）	大さじ 2 弱	20g	16	71	大さじ 6（60g）＝3
にぎりずしのしゃり	2 個	40g	15	67	にぎり 10 個（200g）＝5
いなりずしのごはん	1 個	45g	17	76	2 個（90g）＝2
太巻きのごはん	2 切	50g	19	84	8 切れ（200g）＝4
赤飯（もち米）	1/4 カップ，茶碗小 1/3 杯	40g	17	76	茶碗小（120g）＝3
もち（切りもち）	1/2 個	25g	13	59	1 個（50g）＝2
食パン（4 枚切）	1/3 枚	32g	15	84	1 枚（96g）＝3
食パン（5 枚切）	1/2 枚	38g	18	100	1 枚（76g）＝2
食パン（6 枚切）	1/2 枚	32g	15	84	1 枚（64g）＝2
食パン（8 枚切）	3/4 枚	32g	15	84	1.5 枚（64g）＝2

190　　　　　　　　　　　　　　　　　　　　　　　　　　　　　　　　JCOPY　498-12336

1 カーボあたりの食品リスト

食品	サービング	分量	炭水化物	カロリー	1 食分の目安
食パン（12 枚切）	1 枚	32g	15	84	3 枚 (96g) = 3, 2 枚 (64g) = 2
ロールパン	1 個	30g	15	95	1 個 (30g) = 1
ライ麦パン	食パンタイプ 1/2 枚, ハード（薄切小 1 枚）	30g	15	75	食パンタイプ 1 枚 (60g) = 2
レーズンパン	食パンタイプ 1/2 枚, ロールタイプ 1 個	35g	17	90	食パンタイプ 1 枚 (60g) = 2
クロワッサン	1/2 個	35g	15	157	1 個 (70g) = 2
フランスパン	1 切	25g	14	70	2 切れ (50g) = 2
メロンパン	1/4 個	20g	15	100	1 個 (80g) = 4
ベーグル	1/4 個	30g	15	80	1 個 (120g) = 4
イングリッシュマフィン	1/2 個	30g	12	68	1 個 (60g) = 2
ハンバーガーのパン	1/2 個	30g	15	90	1 個 (60g) = 2
ホットドックのパン	1/2 個	30g	15	90	1 個 (60g) = 2
ピタパン	1/2 個	30g	15	83	1 個 (60g) = 2
ホットケーキ	1/2 枚	40g	15	75	2 枚 (160g) = 4
スパゲティ（ゆで）	1/3 カップ, 1/5 皿	50g	14	74	1 皿 (250g) = 5
スパゲティ（乾）	—	20g	14	74	1 皿 (乾 100g) = 5
マカロニ（ゆで）	1/3 カップ, 1/5 皿	50g	14	74	サラダ 1 人分 (50g) = 1
マカロニ（乾）	—	20g	14	74	サラダ 1 人分 (乾 20g) = 1
中華めん（ゆで）	1/3 カップ, 1/4 玉	50g	15	74	1 玉 (200g) = 4
ラーメン（外食）	1/6 杯	50g	15	74	1 人前 (300g) = 6
即席中華めん（インスタント）	1/4 袋	22g	14	98	1 袋 (88g) = 4
即席カップめん（カップラーメン）	1/4 個	25g	14	112	1 個 (100g) = 4
うどん（ゆで）	1/2 カップ, 1/3 玉	75g	16	79	1 玉 (225g) = 3
そば（ゆで）	1/3 カップ, 1/4 玉	60g	16	79	1 玉 (240g) = 4
そば（乾）	1/4 束	25g	17	86	1 束 (100g) = 4
そうめん（ゆで）	1/3 カップ	70g	18	89	1 人前 (240g) = 4
そうめん（乾）	1/2 束	25g	18	89	2 束 (100g) = 4
ビーフン（ゆで）	1/3 カップ	60g	16	75	1 人分 (240g) = 4
ビーフン（乾）	1/7 袋	20g	16	75	1 人分 (80g) = 4

付録 1 カーボカウント早見表

食品	サービング	分量	炭水化物	カロリー	1 食分の目安
はるさめ（ゆで）	1/2 カップ	60g	13	51	サラダ 1 人分（60g）= 1
はるさめ（乾）	1/5 袋	20g	17	69	サラダ 1 人分（20g）= 1
お好み焼き	1/4 枚	90g	15	130	1 枚（360g）= 4
ギョウザの皮	5 枚	各 6g, 合計 30g	17	87	10 枚（60g）= 2
春巻きの皮	2 枚	各 15g, 合計 30g	17	87	2 枚（30g）= 1
シュウマイの皮	8 枚	各 3g, 合計 24g	14	71	8 枚（24g）= 1
トルティーヤ	1 枚	直径 15cm	15	94	3 枚 = 3
コーンフレーク	1/2 カップ	15g	13	57	1 カップ（30g）= 2
オートミール	1/2 カップ	120g	17	85	1 カップ（30g）= 2
クスクス	1/2 カップ	80g	18	88	1/2 カップ（80g）= 1

でんぷんグループⅡ（でんぷんの多い野菜，いも，豆類など）

1 カーボの簡単目安: 1/2 カップ，甘みの強いもの = 1/3 カップ（カップは隙間のない状態，またはつぶした状態）

食品	サービング	分量	炭水化物	カロリー
とうもろこし	1/2 カップ（実のみ），大 1/2 個（芯を含む）	80g	15	79
かぼちゃ	1/2 カップ，煮物サイズ 3 個	110g	15	66
あずき	1/3 カップ	60g	15	86
うずら豆	1/3 カップ	60g	16	86
金時豆（レッドビーン）	1/3 カップ	60g	15	86
くり	中 3 個	50g	18	84
さといも	3/4 カップ，中 3 個	120g	16	71
さつまいも	1/3 カップ，中 1/4 個	50g	16	66
グリーンピース	1/2 カップ	80g	13	67
じゃがいも	1/2 カップ，中 1 個	80g	16	67

果物グループ

1カーボの簡単目安: 果物＝一口サイズにカットしたもの1カップ, ジュース＝ 1/2 カップ, 乾燥フルーツ＝ 1/4 カップ

食品	サービング	分量	炭水化物	カロリー
りんご	中 1/2 個	100g	15	54
なし	1/2 個	100g	11	43
バナナ	大 1/2 個	60g	14	52
ブルーベリー	3/4 カップ	115g	15	56
さくらんぼ	15 個	100g	15	57
グレープフルーツ	1/2 個	150g	14	57
メロン	1 カップ	145g	15	61
キウイフルーツ	大 1 個	110g	15	58
マンゴー	1/2 カップ	100g	17	64
オレンジ	小 1 個	150g	15	58
もも	小 1 個	150g	15	60
かき	大 1/2 個	90g	14	54
パイナップル	3/4 カップ	110g	15	56
いちご	中 12 個	180g	15	61
みかん	中 1 個	130g	15	60
すいか	1 と 1/4 カップ	160g	15	59
ぶどう	7 粒（巨峰）, 小一房（デラウェア）	115g	14	54
みかん（缶）	1/2 カップ	100g	15	64
パイナップル（缶）	1/2 カップ, 輪状のもの 2 切	80g	16	67
プルーン（ドライ）	3 個	25g	16	59
レーズン	大さじ 2 強	20g	16	60
りんごジュース	125ml	125g	15	55
オレンジジュース	125ml	125g	14	52
パイナップルジュース	125ml	125g	14	51

付録 1　カーボカウント早見表

乳製品グループ
1 カーボの簡単目安：甘くないもの = 1 カップ，甘いもの = 1/2 カップ

食品	サービング	分量	炭水化物	カロリー	1食分の目安
牛乳	1 カップ	250ml	13	172	給食サイズ（200ml）= 1
ヨーグルト（無糖　プレーン）	大 1/2 個	225g	11	140	大 1/4 個（110g）= 0.5
ヨーツルト（低糖）	中 1 個	170g	15	135	中 1 個（170ml）= 1
ヨーグルト（加糖）	小 1 個	80g	11	65	小 1 個（80ml）= 1
ヨーグルト飲料	1/2 カップ	125ml	16	84	1 本（240ml）= 2
アイスクリーム	1/2 カップ	125ml/65g	15	127	小 1 個（125ml）= 1
練乳（加糖）	大さじ 2	30ml	17	99	大さじ 2（30ml）= 1

嗜好品
1 カーボの簡単目安：1 人分のおやつ（小サイズ）は 2 ～ 3 カーボ

食品	サービング	分量	炭水化物	カロリー	1食分の目安
ドーナツ	1/2 個	30g	13	116	1 個（60g）= 2
ポップコーン	3 カップ	25g	15	121	丼ぶり皿山盛り（25g）= 1
肉まん	1/3 個	35g	15	88	1 個（110g）= 3
あんまん	1/4 個	25g	13	70	1 個（100g）= 4
ポテトチップス	15 枚	30g	16	166	15 枚（30g）= 1
チョコレート	板チョコ 1/3 個	25g	14	139	1/3 枚（25g）= 1
みたらしだんご	1/2 本	30g	14	59	1 本（60g）= 2
せんべい	1 枚	15g	13	56	2 枚（30g）= 2
南部せんべい	中 2 枚	20g	15	86	中 2 枚（20g）= 1
落花生（さや入り）	45 さや	105g	15	463	10 さや = 0
ショートケーキ	1/4 個	30g	15	90	1 個（120g）= 4
柿の種 & ピーナッツ	小 1/3 袋	30g	15	150	小 2/3 袋（60g）= 2
せんべい（ソフトタイプ）	中 3 枚	20g	16	85	中 3 枚（20g）= 1
クラッカー	6 枚	20g	15	85	6 枚（20g）= 1
ようかん	食べきりサイズ 1/2 個	30g	17	72	1 個（60g）= 2
ゼリー	小 1 個	100g	15	70	小 1 個（100g）= 1

1 カーボあたりの食品リスト

食品	サービング	分量	炭水化物	カロリー	1食分の目安
クッキー	2枚	25g	16	130	2枚（25g）＝ 1
どら焼き	1/4個	25g	15	71	1個（100g）＝ 4
プリン	小1個	100g	15	126	小1個 ＝ 1
大福	中1/3個	30g	16	70	中1個（90g）＝ 3
カステラ	1/2切	25g	17	80	1切れ（50g）＝ 2
ビール（淡）	1缶	350ml	11	140	1缶（350ml）＝ 1
ビール（スタウト）	1缶	350ml	17	220	1缶（350ml）＝ 1
炭酸飲料	1/3缶	117ml	13	54	1缶（350ml）＝ 3
豆乳飲料	1本	200ml	15	120	1本（200ml）＝ 1
野菜ジュース	1本	200ml	15	60	1本（200ml）＝ 1

調味料など

食品	サービング	分量	炭水化物	カロリー
小麦粉	大さじ2	16g	12	59
パン粉	大さじ5	20g	15	80
砂糖	大さじ1.5	15g	15	58
片栗粉	大さじ2	20g	16	66
はちみつ	大さじ1	20g	16	59
ぶどう/ブルーベリージャム	大さじ1	20g	10	40
いちご/あんずジャム	大さじ1	20g	13	51
いちご/あんずジャム（低糖）	大さじ1	20g	10	40
メープルシロップ	大さじ1	20g	13	51
みりん風調味料	大さじ2	30g	17	68
本みりん	大さじ2	30g	13	72
ケチャップ	大さじ3	55g	15	65
カレールウ	ひとかけら	25g	11	128
甘みそ	大さじ2	35g	13	76
辛みそ	大さじ3	55g	12	106
麦みそ	大さじ3	55g	17	109

2 外食カーボリスト

食品	分量	炭水化物（g）	カロリー（kcal）
マクドナルド			
ビッグマック		42.9	545
ダブルチーズバーガー		31.9	453
チーズバーガー		31.2	303
ハンバーガー		30.9	251
フィレオフィッシュ		38.9	353
エッグマックマフィン		27.5	296
ホットケーキ　3枚		48.2	305
ホットケーキシロップ		34.5	138
ハッシュポテト		14.9	146
マックフライポテト（S）		29.5	249
マックフライポテト（M）		53.7	454
マックフライポテト（L）		67.7	571
コカ・コーラ（S）		22.7	90
コカ・コーラ（M）		35.1	140
コカ・コーラ（L）		45.4	181
ホットアップルパイ		26.3	211
マックフルーリー オレオ®クッキー		56.4	367
吉野家			
牛丼（並盛）		100.6	683
牛丼（大盛）		120.6	773
牛丼（特盛）		129.6	963
牛焼肉定食（並盛）		116.2	905
納豆定食		102.5	632
焼魚定食		99.3	532
プレーンカレー（並盛）		109.2	566
ご飯		92.6	408
牛皿（並盛）		18.6	293
牛皿（大盛）		20.6	373

食品	分量	炭水化物	カロリー
豚皿（並盛）		6.1	219
豚皿（大盛）		7.5	271
ケンタッキーフライドチキン			
オリジナルチキン		7.9	237
カーネルクリスピー		6.9	130
フライドポテト（S）		28	186
フライドポテト（L）		56	371
ナゲット　5個		10.6	230
チキンポットパイ		28.3	317
コーンサラダ（M）		18.6	84
フローズンパフェ　抹茶		32.9	213
リングビスケット		25	194
ハニーメイプル		7.2	30
フライドフィッシュ		11.5	119
チキンフィレサンド		31.6	403
ミスタードーナッツ			
エンゼルエッグ　ダブルショコラ		13.8	136
カリーパン		19.8	220
リッチドーナツ　ハニーディップ		23	194
オールドファッション		28.8	277
チョコファッション		31	307
エビグラタンパイ		23.7	229
フレンチクルーラー		14.9	158
ポン・デ・リング		27.1	225
半熟ソーセージエッグマフィン		25	273
アップルシナモンマフィン		35.9	259
五目餡かけ野菜麺		49.4	313
カレーチャーハン		41.8	255
ミスター肉まん		39.2	234
リッチ・シェイク　マンゴー		49.1	268
カルピス		31.5	131

付録 1　カーボカウント早見表

食品	分量	炭水化物	カロリー
\multicolumn{4}{c}{長崎ちゃんぽんリンガーハット}
長崎ちゃんぽん		87.5	623
長崎皿うどん		82.7	714
ぎょうざ（6個）		15.8	239
チャーハン		52.7	330
\multicolumn{4}{c}{幸楽苑}
味噌らーめん		94.09	853
塩らーめん		80.33	693
坦々麺		94.4	850
鮭定食		76.35	625
ミニチャーハン		65.64	443
\multicolumn{4}{c}{ほっかほっか亭}
のり唐揚弁当		122.5	789
そぼろ弁当		118.2	786
ハンバーグスペシャル		139.3	1058
ロースかつカレー		140.8	1097
スーパーチキン南蛮弁当		145.3	1099
\multicolumn{4}{c}{山崎パン}
豆大福	1個	76.7	336
まんじゅう（黒糖）	1個	65.1	288
中華まん　具たっぷり肉まん	1個	37.5	236
中華まん　具たっぷりあんまん（つぶあん）	1個	58.3	284
ヤマザキ食パン	100g	48	252
ダブルソフト（全粒粉入り）	100g	44.6	273
味付けロール	1個	37.9	214
あんぱん	1個	62.2	319
クリームパン	1個	51.4	299
メロンパン	1個	78.4	494
バターロール6個入	1個	17.7	108

食品	分量	炭水化物	カロリー
パスコ			
ライ麦入り食パン 6 枚切り	1 枚	26.8	142
レーズンブレッド　6 枚切り	1 枚	33.1	174
超熟食パン　6 枚切り	1 枚	29.8	158
超熟食イングリッシュマフィン	1 個	30.4	150
超熟ロール	1 個	18.6	113
クロワッサン	1 個	18.3	172
ヴィ・ド・フランス			
クロワッサン	1 個	25	226
キッシュロレーヌ	1 個	43.9	514
黒糖ベーグル	1 個	49	256

■付録 2　　　　　　　　　　　　　　　　　　　　　　　　　　　　　Appendix 2

ライフスタイルに合わせた
カーボカウント献立・レシピ集

献立案 ❶（調理目安時間 5 分）：
レトルト・冷凍食品の使用や外食が多い人のエコノミー献立例

（：）内の左は分量，右はカーボ数．C はカップの略です．
ごはん 120g を標準としていますが，体格や活動量に合わせ調整してください．

	朝食	昼食	夕食	間食
月	〈コンビニ〉 • ミックスサンド（2） • 低糖ヨーグルト 　（1 個：1） • 野菜ジュース 　（1 本：1）	〈コンビニ〉 • とろろ蕎麦（3） • 焼き鳥 • サラダ＆ドレッシング • 豆乳飲料（1 本：1）	• ハンバーグのトマトチーズ煮 • ロールパン（2 個：2） • サラダ＆ドレッシング • クッキー（2 枚：1） レシピ 市販のトマトソースにマッシュルーム缶を合わせ加熱する．温めた市販のハンバーグに加熱したソースとピザチーズをかける．	• 柿の種の 　ピーナッツ 　ミックス 　（小 2/3 袋：2）
火	〈外食〉 • 朝定食 　・鮭 　・納豆 　・卵 　・小鉢野菜 　・味噌汁 　・ごはん（120g：3）	〈外食〉 • 肉野菜炒め定食 　・ごはん（120g：3）	• レトルトカレー（1 袋：1） • レトルトごはん（小 1 個 160g：4） • ツナ野菜サラダ 　・ツナ缶 　・アスパラ，ヤングコーン冷凍/缶 レシピ 野菜は電子レンジ等で加熱する．ツナと混ぜ合わせ，マヨネーズやドレッシングで味付け．	• 板チョコレート 　（1/3 枚：1） • 牛乳（飲みきりサイズ：1）
水	• コーンフレーク 　（1C：1） • 牛乳（120m*l*：0.5） • バナナ（1 本：2） • ミニトマト	〈弁当専門店〉 • お弁当 　・ごはん小盛 　　（120g で注文：3） • ツナサラダ • スープ	〈スーパー惣菜〉 • 寿司　8 貫（4） • ごぼうサラダ • 冷凍枝豆 • もずく • 即席味噌汁	• ソフトせんべい 　（中 3 枚：1） • 棒チーズ

200　　　　　　　　　　　　　　　　　　　　　　　　　　　　　　　　　　JCOPY　498-12336

献立案 ❶（調理目安時間 5 分）

	朝食	昼食	夕食	間食
木	〈コンビニ〉 ・おにぎり シャケ，昆布（2個：4） ・具入り味噌汁	〈ファーストフード〉 ・チーズバーガー（2） ・フライドポテト S（2） ・サラダ＆ドレッシング ・無糖アイスティー	・冷凍餃子 12 個（3） ・レトルト中華スープ ・インゲンマメの胡麻和え **レシピ** 中華スープに豆腐を加える． **レシピ** 冷凍インゲンマメを解凍して，市販の胡麻和えの素と混ぜ合わせる．	・落花生
金	〈ファーストフード〉 ・サンド（2） ・とうもろこしのスープ（1） ・コーヒー	〈外食〉 ・かけうどん（小盛：4） ・とろろ ・温泉卵 ・納豆 ・鰹節	・レトルトシーフードスパゲティ 　・レトルトパスタソース 　・スパゲティ（調理前 80g：4） 　・冷凍シーフードミックス 　・冷凍ミックスベジタブル ・サラダ＆ドレッシング **レシピ** シーフードミックス，ベジタブルミックスを加熱して加える．	・バナナ（1本：2） ・アーモンド
土	〈外食〉モーニングセット ・厚切りトースト（3） ・目玉焼き ・サラダ ・ソーセージ	〈ファーストフード〉 ・大盛豚皿 ・ご飯（120g で注文：3） ・サラダ ・味噌汁	・レトルト中華丼の具（1） ・ごはん（120g：3） ・レトルト卵スープ ・ワカメとカニカマのサラダ **レシピ** 乾燥ワカメ少々を水で戻し，さいたカニカマとあわせて和風ドレッシングをかける．	・ポップコーン（丼 1 杯：1）
日	・レーズンロールパン（2個：2） ・ヨーグルト飲料（125ml：1） ・キウイフルーツ（大 1 個：1）	・インスタントラーメン（4） 　・トッピングにもやし，キャベツ，卵 **レシピ** 軽く加熱したもやし，キャベツ，最後に卵をラーメンに加える．	・刺身 ・冷凍煮物野菜（1） ・ごはん（120g：3） ・味噌汁 **レシピ** 冷凍煮物野菜に市販の煮物の素を加えて加熱する．	・ピーナツバターサンド 　・食パン（12枚切り 2 枚：2） 　・ピーナツバター

献立案 ❷（調理目安時間 30 分）：
共働きなど調理に時間が掛けられない人のエコノミー献立例

★印はレシピ付きです．また，（：）内の左は分量，右はカーボ数．C はカップの略です．
ごはん 120g を標準としていますが，体格や活動量に合わせ調整してください．

	朝食	昼食	夕食	間食
月	・胚芽ロール（2 個：2） ・低糖ヨーグルト（1 個：1） ・目玉焼き ・キュウリとレタスのサラダ	・おにぎり（2 個：4） ・鮭の塩焼き ・アスパラガスのハム巻き ・ミニトマト	・野菜たっぷりミートボールスパゲティ（150g：3）★ ・ガーリックトースト（12 枚切り 1 枚：1）★	・煎り大豆
火	・白菜としいたけの味噌汁 ・納豆 ・卵 ・ごはん（120g：3）	・カフェ風海老サラダサンド（ホットドッグ用パン 1 個：2）★ ・アスパラ＆キノコ炒め ・ぶどう（小一房：1）	・韓国風焼肉のレタス＆しそ巻き★ ・ピリ辛きゅうり★ ・ごはん（120g：3）	・グレープフルーツ（1/2 個：1） ・チーズ
水	・ハニーバタートースト（6 枚切 1 枚：2，はちみつ大さじ 1：1） ・いちご（12 個：1） ・スクランブルエッグ ・ミニトマト	・ミックスサンド（12 枚切り 3 枚：3） ・玉子焼き ・枝豆	・シーフードのクリームパスタ（200g：4）★ ・トマト，レタス，アボカドのサラダ	・ドーナツ（1 個：2）
木	・クロワッサンのスクランブルエッグチーズサンド（1 個：2） ・キャベツ，キュウリ，トマトのサラダ ・ヨーグルトドリンク（1 本：2）	・具沢山 3 色そぼろごはん（120g：3） ・ブロッコリーのチーズ焼き ・さくらんぼ（15 粒：1）	・海鮮和風ディナーサラダ★ ・いなり（3 個：3） 　・市販の素使用 ・味噌汁	・魚肉ソーセージ

献立案 ❷（調理目安時間 30 分）

	朝食	昼食	夕食	間食
金	・豆腐とえのきの味噌汁 ・野菜とハムの炒め物 ・雑穀ごはん（120g：3）	・ツナサラダサンド（12枚切り3枚：3）★ ・ベジタブルスティック ・梨（1/2個：1）	・きのこ＆なすたっぷり鶏肉の簡単トマトソース煮 ★ ・スパゲティ（200g：4） ・厚揚げチーズ★	・チーズスティック
土	・ミックスシリアル ・シリアル（1C：1） ・バナナ（1/2本：1） ・スライスアーモンド ・レーズン（大さじ2：1） ・牛乳（1/2C：0.5） レシピ 全材料を混ぜ合わせる．	・マグロポケ丼（120g：3）★ ・野菜炒め ・キウイフルーツ（1個：1）	・マーボー豆腐 ・青菜ときのこのゴマ油炒め ・麦ごはん（120g：3）	・おやついりこナッツ
日	・イングリッシュマフィンサンド（1個：2） ・目玉焼き ・焼きハム ・チーズ ・スライストマト レシピ トーストしたマフィンに卵，ハム，チーズ，トマトをはさむ．	・バナナ（1/2個：1） ・タコライスサラダごはん（120g：3）★	・サーモンのパン粉マヨ焼き ★ ・グリルサラダ ★ ・ローストポテト（じゃがいも1個：1）★ ・ショートケーキ（小1個：3）	・カシューナッツ

RECIPE◆レシピ

野菜たっぷりミートボールスパゲティ

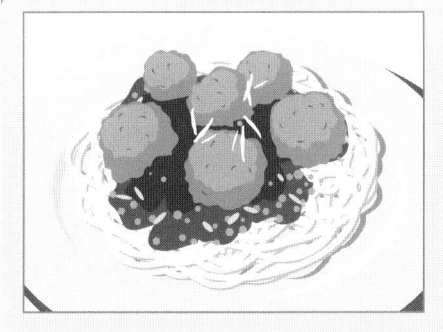

◆材料（2人分）：

スパゲティ	160g，乾燥
牛ひき肉	300〜400g

玉ねぎ	1/2個，みじん切り
ピーマン	1個 みじん切り
人参	1本 みじん切り
トマトソース	1缶
卵	小3/4個

	にんにく	2かけ，みじん切り
	オレガノ	小さじ1/2
	ガーリックパウダー	小さじ1/2
A	オニオンパウダー	小さじ1/2
	ウスターソース	小さじ2
	塩	小さじ1/3 または適量
	パルメザンチーズ	小さじ4
	こしょう	少々

作り方は次頁

作り方:

① スパゲディをゆでる.
② 鍋に油をひき,玉ねぎ,ピーマン,人参を炒めてトマトソースを加える. A のそれぞれ半量をソースに加えて弱火で煮る.
③ 牛ひき肉に,残り半量の A,卵を加えて混ぜ合わせる. 8〜12 個のミートボールを作り,形が壊れないように注意しながらゆっくり鍋に加える. 最初の 5 分ほどは,肉の形が崩れやすいので,かき混ぜないようにする. 焦げ付きが気になる場合は,鍋をゆするか,箸を使う. 20 分ほど煮んでできあがり.
④ お好みでパメルザンチーズをかけていただく.

カフェ風海老サラダサンド

◆材料 (2 人分):

ホットドッグ用のパン	2 個
ゆで海老	150g
アボカド	1 個
セロリ	1/2 本,みじん切り
ネギ	1 本,1 センチにカット
トマト	小 1 個,小さく角切り
ドレッシング	シーザーサラダ,フレンチなど,大さじ 2
塩・黒コショウ	少々

作り方:

① 海老,アボカド,セロリ,ネギ,トマトをドレッシングであえ,塩とコショウで味を調整する.
② パンは横にスライスする. 完全に切り離さない方が食べやすい.
③ あえた海老をパンに詰める.

ガーリックトースト

◆材料 (2 人分):

食パン 12 枚切り	2 枚,半分にスライス
おろしにんにく	少々
バター	少々

作り方:

① パンにバターとにんにくを塗り,表面が黄金色になるまで軽くトーストする.

韓国風焼肉のレタス & しそ巻き

◆材料 (2 人分):

焼肉用牛肉	300〜400g
サニーレタス	適量
しその葉	適量
にんじん	1 個,千切り
キムチ	少々
A 醤油	大さじ 1
砂糖	大さじ 1
ゴマ油	大さじ 1
酒	大さじ 1
ねぎ	2 本,2〜3 センチにカット
にんにく	2 個,みじん切り
しょうが	小さじ 1/2,みじん切り

作り方:

① A を混ぜ合わせて肉を 20 分マリネする.
② 熱したフライパンにマリネした肉をそのまま入れて火を通す.
③ レタスを広げ,シソの葉,肉,人参,キムチ少々をのせて巻く. ごはんを一緒に巻いてもグッド.

献立案 ❷（調理目安時間 30 分）

ピリ辛きゅうり

◆材料（2人分）：

きゅうり	1本，斜め薄切り
にんにく	ひとかけ，みじん切り
塩	小さじ 1/5
醤油	小さじ 1/5
ごま油	小さじ 3/4
刻み赤唐辛子	オプションで少々

作り方：
①すべての材料をあわせて軽くもむ．

海鮮和風ディナーサラダ

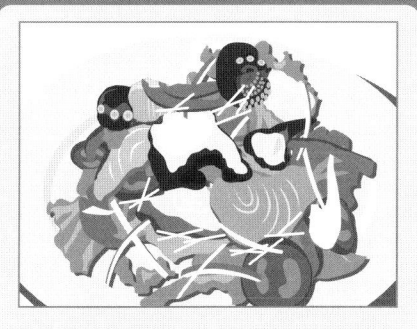

◆材料（2人分）：

刺身	適量
トマト	1個，角切り
アボカド	1個，角切り
玉ねぎ	1/8個，薄切り
サラダ用葉野菜	適量
醤油ベースのドレッシング	適量

作り方：
①皿に葉野菜をのせ，すべての具を加える．醤油ベースのドレッシングをかけてできあがり．

シーフードのクリームソースパスタ

◆材料（2人分）：

スパゲティ	160g，乾燥
玉ねぎ	1/2個，薄切り
アスパラガス8本，食べやすい大きさ	
冷凍シーフード	適量
マッシュルーム	スライス，少々
市販のホワイトソースまたはクリームシチュー	1個
にんにく	1かけ，みじん切り
キャノーラ油	適量

作り方：
①スパゲティをゆでる．
②鍋を熱してキャノーラ油をひき，にんにく，玉ねぎ，アスパラガス，マッシュルームを炒める．
③冷凍シーフードミックスを加えて軽く火を通してホワイトソースを加える．

ツナサラダサンド

◆材料（2人分）：

12枚切り食パン	6枚
ノンオイルツナ缶	1缶
セロリ	1/2本，みじん切り
卵1個，ゆでてフォークでつぶしたもの	
ピクルス	大さじ1，刻んだもの
マヨネーズ	大さじ1〜2
オニオンパウダー	小さじ 1/5
ガーリックパウダー	小さじ 1/5
コショウ	少々
塩	好みで少々

作り方：
①すべての材料を混ぜてパンにはさみ，食べやすい大きさに切る．

付録② ライフスタイルに合わせたカーボカウント献立・レシピ集

きのこ&なすたっぷり鶏肉の簡単トマトソース煮

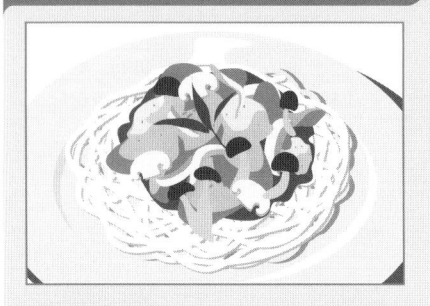

◆材料（2人分）：

とりもも肉	300〜400g, 食べやすい大きさにカット
なす	1個, 輪切り
きのこ	1パック
トマトソース	1缶
にんにく	2かけ, みじん切り
セロリ	1本, スライス
玉ねぎ	1/2個, スライス
オレガノ	小さじ1
白ワイン	あればひとふり
固形コンソメ	1個
塩	適量
キャノーラ油	適量
粉チーズ	お好みで適量

作り方：

① 熱した鍋に油をひき，とりもも肉，にんにく，玉ねぎ，セロリ，きのこを炒める．塩少々で味付けをする．
② トマトソース，白ワイン，オレガノ，コンソメを加える．水を足して水分を調整し，20分ほど煮る．
③ スパゲティに乗せ，お好みで粉チーズをかける．

厚揚げチーズ

◆材料（2人分）：

揚げ豆腐	1個, スライス
麺つゆ	少々
しその葉	刻み, 少々
チーズ	2枚

作り方：

① スライスした揚げ豆腐に麺つゆをたらし，チーズを上にのせる．チーズが溶けるまでレンジにかける．
② 刻んだしその葉を盛る．

まぐろポケ丼

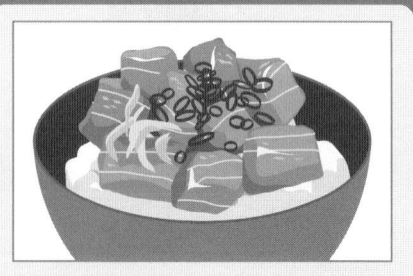

◆材料（2人分）：

刺身用マグロ	250〜300g, 1.5センチ角切り
玉ねぎ	1/3個, 薄切り
ねぎ	1本, 1センチにカット
塩	小さじ1/3〜1/4
醤油	大さじ2
乾燥唐辛子	小さじ1/3
白ごま（煎り）	小さじ2
ごま油	小さじ2

作り方：

① すべての材料をあわせて20〜30分マリネし，ごはんに盛る．

献立案 ❷（調理目安時間 30 分）

タコライスサラダ

◆材料 (2 人分):

ごはん	適量
牛ミンチ	250 〜 350g
玉ねぎ	1/2 個, みじん
ピーマン	1 個, みじん
にんにく	2 かけ, みじん
レタス	1/8 個, せん切り
トマト	1 個, 小さく角切り
A { チリパウダー	大さじ 1
クミン	小さじ 1
ウスターソース	小さじ 2
塩	少々
おろしチーズ	適量
ホットソース	お好みで適量

作り方:

① フライパンを熱して油をひき, 玉ねぎ, ピーマン, 牛ミンチを炒める. A を加え味を調える.

② ごはんの上に, 炒めた肉を盛る. 更にその上に, チーズ, レタス, トマトを盛る. お好みでホットソースをかける.

グリルサラダ

◆材料 (2 人分):

アスパラガス	12 本
赤ピーマン	1 個, スライス
マッシュルーム	10 個
A { オレガノ	小さじ 1/2
塩・コショウ	少々
オリーブオイル	大さじ 1

作り方:

① 切った野菜をあわせて, A であえる. 200 度のオーブンで 20 〜 25 分焼く.

サーモンのパン粉マヨ焼き

◆材料 (2 人分):

サーモンステーキ	2 切れ
マヨネーズ	小さじ 2
粒マスタード	小さじ 2
塩・コショウ	少々
パン粉	大さじ 3
オリーブオイル	大さじ 1

作り方:

① オーブンを 200 度に予熱する.

② サーモンをオーブンシートに並べて塩・コショウをする.

③ マヨネーズ・粒マスタードを表面全体に薄く塗る.

④ パン粉をオリーブオイルとあわせて, サーモンの上にまんべんなくのせる.

⑤ オーブンで 15 〜 20 分焼く.

ローストポテト

◆材料 (2 人分):

じゃがいも	2 個, 乱切り
ガーリックパウダー	小さじ 1/4
オニオンパウダー	小さじ 1/4
パプリカ	小さじ 1/5
塩・コショウ	少々
オリーブオイル	大さじ 1

作り方:

① 材料をすべて混ぜ合わせ, 200 度のオーブンで 30 分焼く.

献立案 ❸（調理目安時間 1 時間）：
専業主婦・主夫向けエコノミー献立例

★印はレシピ付きです．また，（：）内の左は分量，右はカーボ数．C はカップの略です．
ごはん 120g を標準としていますが，体格や活動量に合わせ調整してください．

	朝食	昼食	夕食	間食
月	・チーズトースト （6 枚切り 1 枚：2） ・目玉焼き ・ウインナー ・みかん（1 個：1） ・トマトサラダ	・山菜肉うどん （1 玉：3） ・いなり（1 個：1） ・オクラと梅の冷奴	・豚のしょうが焼き ・ブロッコリーのごまあえ ・大根と人参の酢の物 ・玄米ご飯（120g：3） ・なめことわかめの味噌汁	・カステラ （1 切れ：1）
火	・魚の照り焼き ・納豆 ・玉子焼き ・小松菜としめじの味噌汁 ・麦ご飯（120g：3）	・八宝菜 ・中華スープ ・ごはん 120g（3）	・ハンバーグ ・インゲン豆ときのこのソテー ・焼きミニトマト ・ごはん 120g（3） ・コーンポタージュ （コーン 1/2C：1）	・さくらんぼ （15 個：1）
水	・フランスパン （2 枚：2） 　・バターまたは 　　オリーブ油 ・無糖ヨーグルトと 　桃缶 ミックス 　（各 1/2C：2） ・レタスときゅうりの 　ツナサラダ	・半ラーメン （1/2 玉：2） ・餃子（10 個：2） ・中華野菜炒め	・豆腐ステーキのあんかけ ・かつおのたたき ・大根と人参の酢の物 ・しじみの味噌汁 ・ごはん（120g：3）	・ポテトチップス （15 枚：1）
木	・梅とじゃこの冷奴 ・きゅうりとトマトの 　おかか和え ・さつま芋とかぼちゃの 　味噌汁（さつま芋とか 　ぼちゃ合計 1/2C：1） ・ごはん（120g：3）	・お弁当 　・魚の照り焼き 　・玉子焼き 　・ほうれん草と人参 　　のバター炒め 　・五目大豆 　・ごはん（120g：3）	・白身魚の南蛮漬けと 　たっぷりマリネ野菜（1）★ ・ひじきの煮物 ・ほうれん草入り味噌汁 ・ごはん（120g：3）	・クラッカー （6 枚：1） 　・アーモンドバター

献立案 ❸（調理目安時間 1 時間）

	朝食	昼食	夕食	間食
金	・イングリッシュマフィン（1個：2） ・野菜とハムのチーズスクランブルエッグ★ ・バナナ（大1/2個：1）	・サンドイッチ（12枚切り3枚：3） ・ツナマヨとゆでブロッコリーのサラダ	・とんかつ（小麦粉・パン粉：1） ・キャベツ千切り，カットトマト ・きゅうりとワカメの胡麻和え ・きのこと豆腐の味噌汁 ・玄米ごはん（120g：3）	・プリン（1個：1）
土	・アメリカンパンケーキ（3枚：3）★ ・シロップ（大さじ1.5：1.5） ・スクランブルエッグ ・ベーコン	・野菜たっぷり焼きそば・中華めん（1玉：4） ・きゅうりとトマトのサラダ	・タンドリーチキン風★ ・ごはん（120g：3） ・インゲン豆のトマト煮 ・けんちん汁（里芋1/2C：1）	・ナッツとチョコのミニクッキー★（5個：2）
日	・ほうれん草のお浸し ・トマトのゴマあえ ・シャケ ・納豆 ・ごはん（120g：3） ・味噌汁	・チキンのピタパンサンド（ポケット2個：2，レーズン大さじ2：1）★ ・さやえんどうのオリーブオイル炒め★	・大根と豆腐の味噌汁 ・手巻き寿司 ・具（刺身，きゅうり，ながいも，貝割れ大根，玉子焼き，しそ） ・海苔 ・すし飯（160g：4）	・アイスクリーム（1/2C：1）

RECIPE♦レシピ

白身魚の南蛮漬けとたっぷりマリネ野菜

◆材料（2人分）：

白身魚	250～350g
玉ねぎ	1個，千切り
人参	1個，千切り
ピーマン	1個，千切り
A	だし汁	大さじ10
	みりん	大さじ2
	砂糖	大さじ3
	酢	大さじ7
	しょうゆ	大さじ3
	ごま油	小さじ1
	刻み赤唐辛子	1本

揚げ油	適量
片栗粉	適量
塩	適量

作り方：

①Aをあわせて南蛮ダレをつくり，野菜を加える．2時間以上漬けると味がなじむ．
②食べやすい大きさにカットした魚に軽く塩をふり，片栗粉をまぶして油で揚げる．
③熱いうちに，南蛮ダレをからめるようにして10分以上漬ける．
④魚の上に南蛮ダレに漬けていた野菜を盛る．

付録2　ライフスタイルに合わせたカーボカウント献立・レシピ集

野菜とハム入りスクランブルエッグ

◆材料（2人分）：

卵	3個
ハム	2枚、細長く切る
にんじん	1/2個、みじん切り
玉ねぎ	1/4個、みじん切り
ピーマン	1/2個、みじん切り
ピザチーズ	ひとつかみ
オリーブオイル	適量
塩	少々
コショウ	少々

作り方：

①フライパンを熱してオリーブオイルを入れ、ハムと野菜を炒め、軽く塩コショウをする．
②野菜に火が通ったら、溶き卵をフライパンに流し入れスクランブルエッグ状にする．最後にチーズを加える．

タンドリーチキン風

◆材料（2人分）：

とり胸肉	350～450g

A:
プレーンヨーグルト	100g
おろしにんにく	2かけ
おろししょうが	小さじ1
トマトケチャップ	大さじ1
塩　小さじ1/2弱	または適量
コショウ	少々
カレー粉	小さじ2
パプリカパウダー	小さじ1

作り方：

①Aをすべて混ぜ合わせビニール袋に入る．鶏肉を加えて一晩マリネする．
②グリル、またはフライパンで焼いて出来上がり．

アメリカンパンケーキ

◆材料（2人分：3枚分＝3カーボ）：

小麦粉	90g
溶き卵	小1個
牛乳	150ml
砂糖	大さじ3/4
ベーキングパウダー	小さじ1
塩	1つまみ
溶かしバターまたは植物油	大さじ1

作り方：

①ボールに小麦粉、砂糖、ベーキングパウダー、塩を入れて軽く混ぜる．別の容器に卵、牛乳、植物油を入れて軽く混ぜて、ボールに少しずつ加える．フォークを使って混ぜ合わせ、小さな塊が残っている状態にする．混ぜすぎないのがポイント．
②ホットプレートに、1/6分量ずつ（目安は大さじ2）流し入れる．表面にぶつぶつとした穴が出てきたら裏に返す．両面を色よく焼いて出来上がり．

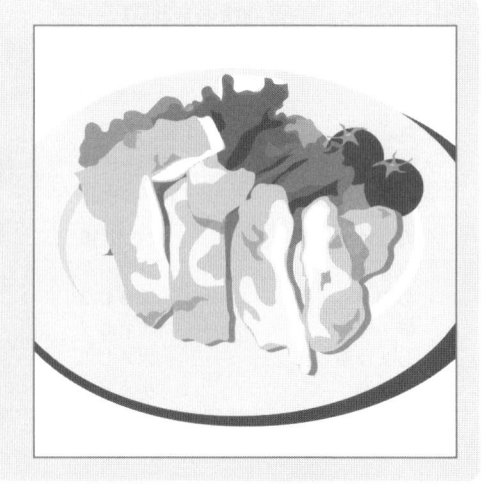

献立案 ❸（調理目安時間 1 時間）

ナッツとチョコのミニクッキー

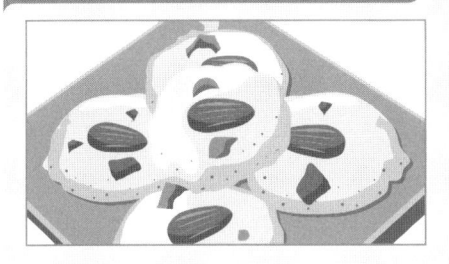

◆材料（小 35 個分：5 個 = 2 カーボ）：

薄力粉	150g
卵	1 個
板チョコレート	2/3 枚
アーモンド	35 個
室温にもどしたバター	100g
ベーキングパウダー	小さじ 1
砂糖	90g

作り方:

① バターをボールに入れクリーム状になるまでよく混ぜる．
② ボールに砂糖を加え，さらによく混ぜる．
③ ボールに溶いた卵を数回に分けて入れて混ぜる．
④ ふるった薄力粉とベーキングパウダーを数回に分けてさっくり混ぜ合わせる．練らないように注意する．
⑤ 最後に小さく割ったチョコレートの半分を加えて軽く混ぜ合わせる．
⑥ オーブンシートにスプーンですくった生地を落とす．
⑦ 生地の上に残りのチョコレートとアーモンドをのせる．
⑧ 180 度のオーブンで 12 〜 15 分ほど焼く．

チキンサラダのピタパンサンド

◆材料（2 人分）：

ピタパン	2 枚，ポケット 4 個分または普通のパン
鶏肉	250g 〜 350g，どの部位でも可，余分な脂は取り除く
サラダ用葉野菜	適量

A:
マヨネーズ	大さじ 2
カレー粉	小さじ 1
りんご	1/3 個，あられ切り
セロリ	1 本，あられ切り
ネギ	2 本，青い部分を 1 センチにカット
レーズン	大さじ 2

塩・コショウ	少々
キャノーラ油	少々

作り方:

① フライパンを熱して油をひき，軽く塩・コショウした鶏肉をソテーする．
② 鶏肉を 1 センチ角に切り，A と混ぜ合わせる．
③ 温めてやわらかくしたピタパンに葉野菜を入れて，残りのスペースに鶏肉を詰める．

さやえんどうのオリーブオイル炒め

◆材料（2 人分）：

さやえんどう	150g
にんにく	2 かけ，みじん切り
塩	少々
オリーブオイル	少々

作り方:

① 熱したフライパンに油をひき，にんにくを入れて香りを出す．
② さやえんどうを加え，塩で味を調える．短時間でさっと火を通して歯ごたえを残す．

あとがき
AFTERWORD

■患者さんおよびそのご家族へのメッセージ

　この本を手にとってくださって，ありがとうございます．最初に，今回の執筆のためにご自分の血糖測定記録を提出し，執筆にご協力くださった多くの患者さんに御礼を申し上げたいと思います．皆さんのご協力がなければ，今回の出版は実現しませんでした．私はいつも皆さんの実践から多くのインスピレーションと勇気をいただきました．私は皆さんからいただく食事記録と自己血糖測定記録を拝見しながら，その不可思議な生体反応の法則性に興味を深め，思いついたアイデアを皆さんにお伝えしました．そのたび，皆さんはその仮説を検証するための実験を進んで引き受けてくださいました．そういう意味では，私は，皆さんと一緒に一歩一歩カーボカウントに対する理解を深めることができたのだと思っています．

　この本は世の中に出回っている多くの専門家が書かれた本とは一線を画する本です．多くの本が「糖尿病患者はこれ以上のエネルギーを摂ってはいけません．脂質はここまで，お酒や甘いものもほどほどに…」と説いているのに対し，この本は「こうすればもっとたくさん食べられますよ．適量のお酒はぜひ飲んでください．ビーフステーキもフレンチも血糖値への影響が小さい料理なので，上手に取り入れましょう！」と説いています．この本で，私は勇気を振り絞って，活字で書ける限界まで本音を吐露しながら執筆しました．糖尿病の専門家の視点ではなく，少しでも患者さんの視点に立って，意見を述べることを心がけました．バランスのよい，低脂質，低エネルギーの食事が良いことはわかっています．しかし，そればかりでは人生は色褪せてしまいます．私たちは健康になるために生きているわけではありません．自己実現や家庭生活などを通じ

213

て，人生の喜びを手に入れるために生きています．そこでは**「美味しい料理」**と**「美味しいお酒」**，**「楽しいお喋り」**が不可欠です．このような視点に立つと，人生の質を高めてくれる行為で糖尿病治療に役に立たないものは何ひとつないと気づきます．こんな当たり前の事実に気づくと，糖尿病をもった人生であっても満更ではないと思えてくるものです．だから，ご家族にはいつでも病者の応援者でいていただきたい．健康評論家や批評家はいりません！　ご家族の皆さんには，ぜひこのことをお伝えしたいと思います．そして，**患者さんが血糖を上げずに美味しく料理を食べるための良き協力者**となってください．そのためにこの本が少しでもお役に立てたら幸いです．

　糖尿病の食事療法は決して"我慢比べ"ではありません．にもかかわらず，世の中に一般的に流布している情報はカロリー制限の話題ばかりです．私は声を大にして言いたいと思います．手をかけて作った最高に美味しい料理は決して血糖値を上げません．たとえば，一流の料理人がつくる懐石コースには炭水化物料理は最後のご飯までほとんど出てきません．料理人は客に最後まで美味しく食べて欲しいと思っているからです．はじめから炭水化物を用いた料理を出したら，メインディッシュが出てくる前にお腹が一杯になってしまうでしょう！　だから，一流の料理人の懐石コースを食べても決して高血糖にはなりません．高血糖に注意しなければならないのはファーストフードです．

　美味しいお酒と美味しい肴を味わうことが，糖尿病栄養療法の王道であることを知っていただきたいと思います．

■栄養士さん他糖尿病医療に携わる皆様へのメッセージ

　この本を手にとっていただき，ありがとうございます．私はずっと以前から，栄養療法における患者中心アプローチとしてカーボカウントを強く支持してきました．しかしその後，わずかな炭水化物摂取でも高血糖をきたしてしまう，2型糖尿病患者さんやその予備軍の方々が数多くおられることを知りました．そして，彼らが薬物療法によらず，必死に自らの生理学的な限界を克服しようと努力していることを知りました．こうしたことをきっかけに，私は**"血糖管理のための栄**

養療法"としてのカーボカウントに本格的に取り組むようになりました.

このような観点に立って,現行の栄養療法を眺めてみると,そこに多くの矛盾や問題点があることに気づきました.日本の多くの栄養士さんが行っている,<u>食品交換表に基づく標準的な栄養指導の問題点,それはエネルギー管理と脂質管理,蛋白質管理にばかりこだわって,炭水化物比率は驚くほど軽視していること</u>です.私は,我が国の栄養療法が抱えている,こうした歪みを指摘する本を書いてみたいと考えるようになりました.それが今回の出版の動機です.このため,エネルギー制限や食品交換表の栄養バランスの問題点をやや大袈裟に批判しているように感じられる方もおられるかもしれませんが,私は決して栄養バランスを軽視しているわけではありません.

ただ,皆さんに知っていただきたいことは,インスリン分泌が低下した糖尿病患者さんも皆さんと同じように,幸福な食生活を手に入れたいと願っているということです.こうした彼らの願いを叶えるためには,どうしても栄養バランスを犠牲にせざるを得ないということです.栄養バランスを守ることを声高に主張して,カーボカウントに批判的な専門家は,こうした患者さん達の心の痛みを知らない人々ではないかと私は思っています.

第10章で述べたとおり,私は自己血糖測定に基づく栄養指導を日常診療に取り入れながら,わずかな炭水化物摂取でも高血糖をきたしてしまう患者さんの心の痛みに向き合ってきました.そして,栄養療法はなによりもまず血糖管理をめざすべきであるという思いを強くしてきました.こうした私の考えがはたして科学的に妥当なものかどうかは,現時点では私にもわかりません.しかし,これまでの臨床経験から,こうした取り組みが血糖コントロールの改善を願う人たちの期待に十分応えうるものであると,私は自信を持って言うことができます.

血糖値を上げたくないし,満足できる食生活も確保したいと願う人々は,丹念な血糖測定を繰り返しながら,Low Carb diet を選択しています.いささか行き過ぎた炭水化物制限を実行している患者さんにも出会います.しかし,私は彼らを非難することができません.

しかも,ヒトの糖尿病性腎症においては高蛋白食が腎機能を悪化させるとい

あとがき

う明確なエビデンスがないというのも事実です（8章「3. カーボカウントにおける栄養バランスの位置づけ」の中で詳しく述べました）．本文中，繰り返し述べましたとおり，インスリン分泌低下を呈する患者さんに対しても炭水化物制限指導を行わない，現行の栄養療法の問題はあまりにも大きく，たとえ高蛋白食の長期的な安全性，慢性腎臓病（CKD）患者に対するカーボカウント指導をどうするべきか？　といった課題を抱えているとしても，私たちは我が国の非肥満2型糖尿病患者さんに対するカーボカウントの道を切り開いていかなければならないと，私は信じています．

　糖尿病患者さんにとって何よりも悲しいこと，それは"一生懸命食事療法に取り組んでいるのに血糖コントロールが改善しないこと"です．私は血糖コントロール改善のために，40％以下の炭水化物制限を行っている患者にもしばしば遭遇します．彼らの多くは膵臓のβ細胞を疲弊させたくないとの考えから，β細胞作動薬（SU剤）の処方を望みません．私はそんな彼らに対して，「対総エネルギー比40％以下の低炭水化物・高蛋白食には長期的な安全性が保証されていないこと，それゆえ，その結果については自分自身で責任を負わなければならないこと」を伝えながら，注意深く経過を追っています．患者さんを一人の人間として捉え，血糖管理，脂質管理，体重管理，血圧管理，腎機能，さらには患者の治療に対する満足度や精神的健康状態などを総合的に評価しながら，栄養療法を選択し，患者さんが対総エネルギー比40％以下の炭水化物制限食を望んだら，定期的な検尿や採血を行いながらしっかりとモニタリングし，腎機能の悪化などが出現したら，直ちに方針転換を図る，そんな懐の深い総合的な臨床能力が問われているのではないでしょうか？

　私の実践はまだまだ症例数も少なく，十分な裏付けがあるとはいえません．今後，皆さん方のご意見も取り入れながら，少しずつバージョン・アップを図っていきたいと願っております．どうぞ，忌憚のないご意見をお聞かせいただけたら幸いです．

2009年7月吉日

杉本正毅

索 引
Index

■和文索引

1カーボ	89
1型糖尿病患者	10
2型糖尿病患者	10
500（450）ルール	168
1800（1500）ルール	168
インスリン	
――効果値	168
――抵抗性	49
――標的臓器	49
――分泌節減系薬剤	163
――分泌促進系薬剤	163
――分泌能	49
――分泌パターン改善薬	164
エネルギー・モード	26
エネルギー本位制	2
カーボ・インスリン比	168
カーボカウント	1
カーボ・トライアングル	103
カーボ・モード	26
強化インスリン療法	167
グリセミック指数	101
グリニド系薬剤	163
熊本スタディー	97
個別化栄養療法	2
高炭水化物食	85
細小血管障害	97
――予防	97
糸球体濾過量（GFR）	124
食後血糖管理のための指針	97
食パン試験	87
スルフォニル尿素薬	163
生活習慣病	21
絶対栄養バランス主義	2
多因子病	21
大血管障害	97
――予防	98
脱構築	16
炭水化物三角	103
蛋白制限食	123
超低炭水化物食	85
低炭水化物食	85
糖質の消化吸収阻害薬	163
糖尿病性腎症	120
微量アルブミン尿	126
標準的炭水化物食	85
豚しゃぶ試験	87
舟形スタディー	97
ベーサル・インスリン	167
ボーラス・インスリン	167
慢性腎臓病	124

■欧文索引

α-グルコシダーゼ阻害薬	163
Basal insulin	167
Bolus insulin	167
BOT（Basal supported Oral Therapy）	167
C/I 比	168
CKD（chronic kidney disease）	124
DAFNE 研究	188
DCCT	188
GFR（glomerular filtration rate）	124
GI（glycemic index）	101
multi-factorial disease	21
Oral Supported Basal Insulin Therapy（OSBIT）	173
SU 剤二次無効	69

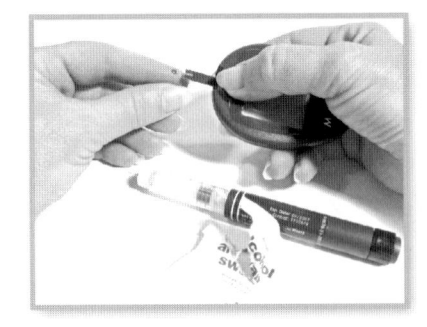

NO GOURMET CUISINE, NO LIFE.

著者プロフィール

杉本正毅（すぎもと まさたけ）
内科専門医，医学博士

　1979年東京医科大学を卒業後，国立東京第2病院（現・国立東京医療センター）内科勤務を経て，1986年順天堂大学内科学教室（代謝内分泌，膠原病，血液）へ入局．1988年内科助手，1989年内科講師となる．その後，糖尿病臨床に従事してきたが，エンパワメント・アプローチとの出会いから心理行動療法を目指すようになり，さらにナラティヴ・アプローチと出会うことによって，患者中心主義に基づく糖尿病医療の実践および執筆を志すようになる．2007年10月糖尿病心理研究所を設立し，糖尿病専門外来を担当する傍ら，執筆・講演活動にも取り組んでいる．"糖尿病医は「食の素晴らしさや喜びを患者に伝えることが重要」"という信念から，炭水化物モニタリングをしながら血糖値を上げずに可能な限り豊かな食生活の実現を目指す療養指導を展開している．

勤務先
東京衛生病院（杉並区：火曜日，木曜日）
熊谷外科病院糖尿病センター（熊谷市：月曜日，水曜日）
綾瀬循環器病院（足立区：金曜日）

主な著作
「カーボカウンティング実践ガイド」（医薬ジャーナル社）：編者
「エビデンスを活かす糖尿病療養指導」（中外医学社）：分担執筆
「はじめてのカーボカウント」（中外医学社）：分担執筆
「どうする外来診療！ 糖尿病の患者教育」（永井書店）：分担執筆
「医療における心理行動学的アプローチ——糖尿病・ホルモン疾患の患者と家族のために」（新曜社）：分担執筆

連絡先
Diabetes Café（URL　http://www.diabetes-cafe.com）

糖尿病でもおいしく食べる
――専門医による美食の提案――
カーボカウントで私に適した食事法を探す ©

発　行	2009年7月25日　1版1刷
	2009年10月5日　1版2刷

著　者　杉本　正毅

発行者　株式会社　中外医学社

　　　　代表取締役　青木　　滋

〒162-0805　東京都新宿区矢来町62
電　　話　(03) 3268-2701 (代)
振替口座　00190-1-98814番

印刷・製本/三和印刷(株)　　＜TO・KF＞
ISBN978-4-498-12336-6　　Printed in Japan

JCOPY ＜(株)出版者著作権管理機構　委託出版物＞
本書の無断複写は著作権法上での例外を除き禁じられています．
複写される場合は，そのつど事前に，(社)出版者著作権管理機構
(電話 03-3513-6969, FAX 03-3513-6979, e-mail: info@jcopy.
or.jp)の許諾を得てください．